Docteur Jean-Charles GIMBERT

VACCINS
Droit de légitime défiance

Confidences

d'un médecin de terrain

Tome 2

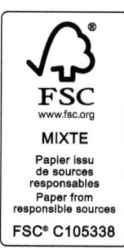

© Jean-Charles Gimbert 2022
Édition : BoD – Books on Demand,
info@bod.fr
Impression : BoD – Books on Demand, In de
Tarpen 42, Norderstedt (Allemagne)
Impression à la demande
ISBN: 978-2-3224-3735-1

Dépôt légal : Juin 2022

À Fred, mon modèle médical et mon ami
décédé de la Covid

À toutes les victimes de la cupidité humaine
surtout quand elle s'exerce dans le domaine de la Santé

Dieu créa le Monde
Le Monde créa l'Homme
L'Homme détruisit le Monde
Dieu créa les virus
L'Homme créa les vaccins
Les vaccins détruisirent l'Homme
Les virus régnèrent sur le Monde

Docteur Jean-Charles Gimbert

Du même auteur :

Déjà paru dans la même collection :

Tome 1 : THYROÏDE, arrêtons le massacre !

À paraitre prochainement aux Éditions Symbiose :

Médecin, maltraitants, et… protégés !

Sommaire

Ce que les médecins n'osent pas dire .... Page 9

Le procès qui a tout chamboulé .... Page 19

Des scandales qui sèment le doute .... Page 49

Une histoire jalonnée de coups fourrés .... Page 59

Combines et combinaisons .... Page 81

Toujours plus de vaccins .... Page 89

Onze vaccins obligatoires… et après ? .... Page 105

Parer à l'inefficacité vaccinale .... Page 113

Un poison nommé aluminium .... Page 125

Pharmacovigilance, une honte sanitaire .... Page 143

Vaccins contre Covid, roulez bolides .... Page 159

Fuck-nouilles contre fake-news .... Page 195

Bibliographie .... Page 224

Ce que les médecins n'osent pas dire

Que les choses soient claires ! Je n'en suis pas forcément fier, mais en un demi-siècle de médecine de terrain, j'ai effectué plusieurs milliers d'injections vaccinales. Y compris chez mes propres enfants et sur mon auguste personne, plus précisément dans ma fesse droite. Peut-être un record national... Donc me traiter d'antivax serait aussi absurde et déplacé que de qualifier de philanthropes les fabricants de vaccins, ou de considérer les firmes pharmaceutiques comme des institutions de bienfaisance !

Il faut dire que, comme mes collègues, j'ai été programmé pour l'immunisation de masse dès mon arrivée dans l'école d'endoctrinement hospitalo-universitaire. Cet établissement de formatage à la pensée unique qu'on appelle couramment une faculté. Alors que justement on y perd très vite celle de réfléchir. Pendant leurs études, bien trop sélectives, anormalement longues et foncièrement inadaptées, les neurones des futurs carabins sont tous peignés dans le même sens. Un matraquage intellectuel, propulsé par l'industrie pharmaceutique et relayé par des "experts" dont les liens d'intérêt constituent en pratique la principale source de revenus. Depuis les beaux livres sur les Maladies Infectieuses renfermant des publicités subliminales vantant les mérites des vaccins, jusqu'aux gadgets à deux balles comme des stylos en forme de seringue, tout était bon pour nous enfoncer dans le crâne le piston de la propagande.

Ainsi cuisiné à la sauce Big Pharma, j'ai longuement mijoté dans le culte de la vaccination et l'éloge de ses glorieux pionniers. Surtout nos compatriotes qui firent notre renommée avant de s'expatrier vers des cieux plus propices, où les dollars tombent aussi dru que la pluie sur la région cévenole. Faute d'avoir fait le nécessaire pour retenir ses têtes pensantes, la France, terre de Pasteur, est devenue territoire de Pfizer ! Et rachète au prix fort à l'étranger des produits inventés par ses propres chercheurs exilés.

Ensuite, pendant toute ma carrière, j'ai fait comme les autres. J'ai accueilli quotidiennement dans mon cabinet des visiteurs médicaux m'apportant des petits cadeaux emballés dans des notices médicamenteuses où, bizarrement, n'apparaissait jamais la rubrique *Effets indésirables* …

Jusqu'à mon simulacre de formation continue, puisque les médecins représentent la seule profession de santé qui en soit étrangement dispensée. Celle-ci se déroulait en toute convivialité autour des meilleures tables du département ou, parfois, à l'étranger dans de sympathiques hôtels touristiques. Là, ma participation se limitait à lire attentivement la brochure publicitaire faisant office de menu et à rembourser virtuellement l'addition à mes hôtes en boostant mes prescriptions dans les semaines suivantes.

Si je n'appréciais pas la carotte, je tâtais du bâton. Histoire de me rappeler que nous vivions en démocrature, un hybride de démocratie électorale et de dictature sanitaire. La main de fer dans un gant de velours, seule façon de gouverner les Français d'après Bernadotte. Comme dans tout régime autoritaire qui se respecte, mon activité de vaccinateur était contrôlée par la "SS", à savoir la Sécurité Sociale, et au moindre écart, j'étais sanctionné par les forces de l'Ordre… des Médecins.

Alors, pendant toute la première moitié de ma carrière, j'ai filé droit. Et de fil en aiguille, j'ai piqué à tour de bras. Sans état d'âme et avec un zèle quasi-militaire. J'ai tiré sur tout ce qui passait à portée de seringue. Des compatriotes de tous sexes et de toutes couleurs, des bébés et des vieillards, des gros et des minces, des petits et des grands, des riches et des pauvres. Sans jamais me poser la moindre question puisque j'avais été modelé justement pour ne pas m'interroger. J'ai piqué dans la zone anatomique préconisée selon la mode au goût du jour. Dans le haut du dos d'abord, puis le bas de l'épaule chez les adultes. Dans le côté de la fesse des petits bouts de chou et plus tard sur le devant de leur cuisse, histoire de bien les faire hurler. Avec ou sans patch préalable, la seule décision abandonnée au libre choix des parents, vu que, de toutes façons, ça n'avait aucun intérêt.

Avec ma blouse blanche comme uniforme et l'aiguille à la main en guise d'épée, j'ai combattu sur tous les terrains. Dans ma salle de soins bien sûr, mais aussi à domicile, dans les collèges, en entreprise, en maison de retraite, à l'hôpital, dans les vaccinodromes, et même dans des vestiaires sportifs.

J'ai injecté tout ce qui se trouvait dans la rubrique Vaccins de la pharmacopée française et internationale, dès lors que la consigne m'en était intimée. Bien sûr, en premier lieu les vaccinations décrétées comme étant obligatoires sous peine de sanction pour les deux mécréants solidaires, l'infâme non-vacciné en même temps que son complice, l'ignoble non-vaccinateur. Mais aussi celles que nous qualifions autrefois de "facultatives" avant qu'elles ne deviennent "vivement conseillées", puis "fortement recommandées". Et désormais "obligées", ce qui signifie qu'on a parfaitement le droit de s'en dispenser... sauf si l'on souhaite un jour inscrire son enfant à l'école, exercer certains métiers ou simplement voyager. Jusqu'au fatidique tour de "pass-pass" vaccinal, cette géniale invention de nos énarques adorés, permettant de rendre un vaccin en réalité obligatoire sans avoir à en assumer sur le plan juridico-financier les potentiels dommages collatéraux dans la population !

Sur demande, j'ai administré le vaccin contre la variole avant qu'on ne préfère le retirer par précaution ; celui contre la tuberculose avant qu'on reconnaisse enfin son inefficacité ; celui administré conjointement contre la diphtérie, le tétanos et la poliomyélite avant qu'on organise sa pénurie pour nous fourguer d'autres valences toxiques dans la même seringue ; celui contre la rougeole avant que certains n'évoquent un lien avec l'autisme ; celui contre l'hépatite B avant qu'on le suspecte de provoquer des scléroses en plaques; celui contre le papillomavirus avant qu'on l'incrimine dans des syndromes de Guillain-Barré, ; celui contre la Covid avant que... Ah pardon ! Là on ne peut encore rien dire puisqu'il est toujours officiellement en phase d'expérimentation planétaire. Cette fois, on a vraiment touché le fond. Il ne subsiste désormais plus qu'une seule différence entre les cobayes animaux et humains. Les premiers sont sacrifiés sur l'autel de la Science et les seconds sur le coffre-fort des industriels.

J'ai effectué beaucoup plus de vaccins que tous les présumés experts qui engorgent les médias pour prêcher la bonne parole de Big Pharma. Il conviendra peut-être un jour d'appliquer enfin la loi sur la transparence de la vie publique. Je propose que l'on remplace, en bas des écrans de nos télés, le sous-titre "Professeur Machin, chef du service de Bobologie de l'hôpital Trucmuche" par "Professeur Machin, ayant touché depuis 15 ans X milliers d'euros du laboratoire Bidule ou du fabricant de vaccins Untel". Cela permettrait de relativiser quelque peu l'objectivité de leurs propos et la prétendue valeur scientifique de leurs interventions.

Alors comment ai-je pu basculer brutalement dans le camp, beaucoup plus peuplé qu'on ne l'image en haut lieu, des vaccino-sceptiques ? Je raconte dans les pages suivantes l'histoire véridique qui m'a décollé les paupières, désobstrué les conduits auditifs et dorénavant débloqué la langue. Eh oui... Un jour j'ai quitté la Planète des Trois Singes sur laquelle je vivais jusqu'à présent. J'ai cessé de respecter à la lettre les consignes supérieures nous ordonnant de "ne rien voir, ne rien entendre, ne rien dire" quand nos patients osaient déclarer un effet indésirable.

Tout a basculé par l'intervention d'un signe du destin. L'ange annonciateur a pris les traits d'un jeune homme tout-à-fait bienportant chez qui, par une belle matinée d'août 1999, j'ai effectué un rappel de la vaccination contre l'hépatite B. Et qui, peu après, a déclenché une sclérose en plaques. Cela a été pour moi un choc révélateur. Tout m'est apparu en pleine lumière... L'hypocrisie des fabricants, la lâcheté des gouvernants, la trahison des instances professionnelles, l'insensibilité des juridictions. En un mot, le total désintéressement de l'intelligentsia vaccinatrice envers les victimes collatérales dès l'éclosion du moindre problème. Surtout en cas de survenue tardive, des années plus tard. De quoi alarmer les milliards de braves gens, vaccinés récemment au moyen de produits originaux, faisant appel à des technologies inusitées, et mis sur le marché bien avant la fin de la phase expérimentale...

Alors j'ai décidé de m'émanciper du Grand Timonier pharmaceutique. J'ai cessé de recevoir les délégués commerciaux, quitte à m'acheter ma papeterie moi-même et à payer mes restos sur mes deniers personnels. J'ai arrêté de m'abonner aux revues scientifiques financées par l'industrie du médicament et me suis tourné vers les rares périodiques indépendants. J'ai déserté la bibliothèque universitaire au profit des médiathèques grand public. J'ai exploré des voies nouvelles de recherche dont je n'avais évidemment jamais entendu parler. Je me suis ouvert aux médecines naturelles et la micronutrition. J'ai commencé à constater objectivement des résultats parfois incomparables avec des méthodes sans danger.

Tandis que, dans le même temps, se succédaient les affaires scandaleuses. Du Distilbène aux nouveaux vaccins expérimentaux, en passant par la vache folle, le sang contaminé, le nuage de Tchernobyl, l'Acomplia, la Cérivastatine, l'Isoméride, le Vioxx, le Médiator, la Dépakine ou le Levothyrox pour n'en citer que quelques-uns. Dans un pays où les ministres, responsables mais jamais coupables, reçoivent la Légion d'Honneur en récompense de leurs fautes, dans une nation où les dirigeants obéissent au doigt et à l'œil aux ordres de la toute-puissante industrie du médicament, il n'y a désormais plus de limite à l'audace. Onze vaccins obligatoires pour les nourrissons français ? Mais bien sûr… Déremboursement de l'homéopathie ? Tout de suite, si ça peut vous faire plaisir… Interdiction de l'hydroxychloroquine à trois balles la boite et achat massif de l'inefficace Remdesivir à 2000 euros la dose ? Pourquoi pas… Obligation de faire trois doses d'un vaccin litigieux pour avoir juste le droit de vivre à peu près normalement ? Ben voyons…

Je ne suis sûrement pas le plus médiatique des médecins français, mais moi au moins, personne ne me paye pour raconter publiquement des mensonges. Je rapporte dans ce livre ce que, comme tant d'autres, j'ai vécu et compris. J'ai surtout observé les dégâts souvent définitifs causés par une succession de politiques désastreuses en matière de Santé, menées par des technocrates issus des mêmes écoles, appliquant une doxa identique et changeant de parti politique tels des girouettes au gré des vents dominants.

Ma parole est discrète mais constitue un témoignage sincère reflétant strictement la réalité. Celle que beaucoup de soignants savent mais craignent de divulguer. Celle que l'on vous cache depuis des décennies. Celle que tout-le-monde a le droit de connaitre pour être en mesure, à l'avenir et conformément à la Loi, de donner ou pas son consentement vraiment libre et éclairé à la thérapeutique proposée.

Certes, je ne suis pas le seul disciple d'Hippocrate à en dresser l'amer constat. Mais je pars avec un énorme avantage sur mes collègues, celui de pouvoir désormais m'exprimer librement. Sans craindre l'interdiction d'exercer, cette menace suprême brandie à la moindre velléité de de divulguer des petits secrets.

Et cela pour une raison très simple… Je suis déjà radié ! Pour tenter de me faire taire, l'Institution Ordinale a inventé spécialement pour moi, la sanction préalable. Un équivalent disciplinaire de la grève préventive pour les cheminots de la SNCF. On frappe avant même d'avoir des raisons de le faire. L'Ordre m'a ainsi définitivement écarté simplement pour avoir signalé à l'ARS de Franche-Comté, par courrier confidentiel, les sévices perpétrés par le médecin coordonnateur d'un Ehpad privé à but lucratif.

Il faut en effet que vous sachiez, braves gens, que dans certaines maisons de retraite de notre beau pays, nos ainés ne subissent pas seulement la cruauté institutionnelle. Cette honte absolue que l'on exhume de temps à autre pour mieux l'enterrer un peu plus loin. Il existe aussi l'AUTRE maltraitance, d'autant plus sournoise et abjecte qu'elle se trouve pratiquée par ceux-là mêmes qui ont pour mission de la combattre et dont les victimes n'osent pas se plaindre pour ne pas aggraver leur sort. Je veux parler de la mort indigne.

On m'a longuement expliqué que j'aurais dû fermer mon claquet, rester de marbre devant cette nonagénaire qui hurlait de douleur depuis des semaines sans la moindre sédation, mettre un terme à mon empathie ridicule devant ce corps grignoté vivant par les asticots et les mouches nécrophages. Alors la Chambre Disciplinaire a prononcé ma radiation pour "manque de confraternité". Mais si ! En d'autres termes, tout ce que j'avais rapporté était probablement vrai… mais je n'avais pas à jouer les délateurs à l'encontre d'un Confrère. Surtout pas envers celui-ci, qui cumulait le statut très protecteur de membre titulaire de l'Ordre des Médecins et de président départemental de la CSMF, l'un des principaux syndicats de médecins français.

Alors puisqu'on voulait me bâillonner, j'ai décidé de réagir. D'abord, j'ai raconté cette histoire sordide dans un ouvrage intitulé *Médecins, maltraitants, et… protégés* ! Ensuite j'ai décidé de divulguer dans une collection d'ouvrages, tout ce que j'ai vu, su, lu…et tu jusqu'à présent, au long de cinq décennies de pratique médicale de premier recours. Une longue expérience qui donne à mes révélations, aussi humbles et modestes soient-elles, une vraie crédibilité aux yeux des patients maintenus dans l'ignorance, pour ne pas dire l'obscurantisme, par les pouvoirs publics.

Ce que je raconte dans mes *Confidences d'un médecin de terrain*, aucun confrère encore en activité ne se risquera jamais à l'écrire. Aucun non plus n'osera me soutenir publiquement. Mais pas un seul, s'il est honnête, ne viendra contredire des faits que tout un chacun peut constater dans sa vie quotidienne. Voilà pourquoi je garantis la sincérité de mon propos, l'objectivité de ma réflexion et la sûreté de mes sources.

Après un premier tome consacré à la glande thyroïde et aux scandales qui l'entourent, dont le dernier en date au sujet des femmes enceintes, ce second fascicule rapporte les incroyables coups fourrés des fabricants de vaccins pour imposer des campagnes vaccinales souvent plus néfastes que réellement nécessaires. Au point d'induire pour longtemps une légitime défiance dans les rangs populaires !

Alors installez-vous confortablement, respirez profondément, détendez-vous au maximum et promettez-moi de conserver votre calme malgré l'énervement qui vous submergera inévitablement à un moment ou à un autre.

Bonne lecture…

Le procès qui a tout chamboulé

Samedi 14 août 1999. Ce matin, je suis à l'heure dans ma consultation. Ce n'est pas habituel chez moi, mais s'explique aisément car nous sommes au début du week-end de l'Assomption. En plus, il fait un temps superbe. Rien de tel pour vider une salle d'attente. Les gens tombent rarement malades quand ils ont beaucoup mieux à faire.

Le patient qui entre dans mon bureau a pris son rendez-vous en urgence le matin même. Je note que c'est la première fois que je le vois. D'abord parce que je suis relativement physionomiste, et puis surtout en raison de l'absence de dossier à son nom dans mon fichier patientèle.

Bien qu'il soit âgé de 22 ans, il est amené par sa mère. Je les fais s'asseoir en les observant par-dessus mes lunettes. Lui a l'allure dégingandée des adolescents ayant grandi trop vite. Il soigne sa coiffure du style Johnny au début des sixties, à l'époque où il chantait Pour moi la vie va commencer. Chemise à petits carreaux, jean taille basse délavé et baskets noires. Elle, la quarantaine dynamique et autoritaire, un look à la Tina Turner avec crinière léonine, chemisier décolleté et pantalon léopard sur des talons de quinze centimètres.

— C'est pour son rappel de l'hépatite B, m'annonce-t-elle sur un ton péremptoire.

Tina extrait précautionneusement de son sac à main le carnet de santé de Johnny. Le livret est recouvert d'une protection plastifiée le faisant ressembler à un cahier d'écolier. Elle l'ouvre à la page des vaccins marquée d'un papier adhésif et le glisse sous mon nez. Je constate que le fiston a reçu en 1993 les trois premières injections du vaccin contre l'hépatite B, suivies un an plus tard d'un premier rappel. Il s'agissait alors du protocole imposé par les autorités de tutelle pour cette vaccination à l'époque obligatoire. C'est le médecin traitant qui a procédé à l'ensemble des injections et inscrit toutes les dates avec les numéros des lots. Sur la ligne suivante, le même praticien a marqué au stylo noir indélébile dans la case du prochain rappel : "août 1999".

Le vaccinateur habituel étant parti un mois en vacances sans se faire remplacer, la maman a jeté son dévolu sur moi car, m'avoue-t-elle, je suis géographiquement le plus proche de son domicile. Elle ajoute, achevant de me rabaisser à ma juste valeur, qu'en plus, mon cabinet se situe précisément sur son trajet vers l'hypermarché voisin. En d'autres termes, elle ne m'avait pas choisi sur ma réputation mais simplement par rapport à mon côté pratique.

Ainsi, voilà le motif de l'urgence de la consultation. Un rappel de vaccination avant de partir en vacances. J'ai connu pire lors de ma première nuit de remplacement. J'avais été brutalement réveillé vers les quatre heures du matin pour effectuer un rappel DTPolio, à une époque lointaine où il était encore commercialisé, sur un gosse qui partait deux heures plus tard en colonie de vacances. Ses parents avaient complètement oublié cette formalité indispensable bien qu'ils aient conservé la boite au réfrigérateur depuis plusieurs semaines. Grandeur et décadence de la profession de généraliste. Comme on me l'a souvent répété, il n'existe pas, à la campagne, d'urgence véritable... Que des gens pressés !

Je feuillette silencieusement le document du jeune homme, histoire d'en savoir un peu plus sur ses antécédents médicaux. Ce qui me permet de découvrir que, durant toute son enfance, Johnny a été suivi par un pédiatre, ce grand spécialiste de la toise, du pèse-bébé et de la vaccination infantile. L'effet est immédiat. Je sens les poils de mes bras se hérisser et de minuscules gouttes de sueur perler insidieusement au-dessus de ma lèvre supérieure. Signes caractéristiques chez moi d'une montée en pression. Aussitôt me reviennent en mémoire des exemples de ce qui s'apparente à une sorte de monde à l'envers. Il était de bon ton, surtout dans les années 70 et 80, pour la bourgeoisie moyenne ou aisée, de résider à la campagne dans des lotissements qui se mirent à fleurir comme des champignonnières. Il a donc fallu très vite apporter en milieu semi-rural toutes les commodités urbaines. À commencer par les soignants de premiers recours, dont les médecins généralistes qui se sont installés d'abord là où s'étaient implantées des pharmacies. Puis dans des villages de plus en plus petits et distants, tandis que les spécialistes ne sortaient plus de leur ville. Les médecins de campagne sont devenus les principaux intervenants sanitaires, les vrais pivots de notre système de santé, prenant en charge les gens de leur premier cri à leur dernier soupir. Une médecine assurément exigeante mais tout-à-fait passionnante, que je bénis le Ciel de m'avoir permis de pratiquer. Avant que les technocrates ne l'assassinent sauvagement.

Je n'ai rien de personnel contre les spécialistes en général, ni les pédiatres en particulier. J'ai simplement horreur, quand on me prend pour un imbécile, qu'on me le fasse savoir. Or il se trouve que, si la plupart des bébés sont conçus à la campagne, ils ont l'interdiction d'y voir le jour. Pour des raisons évidentes de sécurité que chacun peut admettre même si, nécessité faisant parfois loi, il m'est arrivé exceptionnellement de jouer les accoucheurs avant de transférer la mère et le nouveau-né dans une maternité citadine. J'ai d'ailleurs appris de cette façon que le lieu de la venue au monde d'un enfant ne se situe pas à l'endroit où il a vu le jour mais là où le placenta est expulsé. Raison pour laquelle la déclaration de naissance est faite par la maternité qui, du même coup, empoche le forfait accouchement, même si celui-ci s'est déroulé autre part, voire à domicile.

Une fois sorti, l'enfant reçoit la claque amicale de bienvenue destinée à enclencher la respiration pulmonaire. Et de suite il reçoit une piqûre dans le talon. Pas encore son premier vaccin mais un test de dépistage d'une éventuelle maladie congénitale… susceptible de contre-indiquer des vaccinations ultérieures. Ensuite, il est confié à l'un des pédiatres attachés à l'hôpital qui va assurer la surveillance médicale le plus longtemps possible. Une fois le grapin ancré, difficile de le décrocher. En général jusqu'à ce que le petiot considère avoir passé l'âge d'y aller, c'est-à-dire à l'adolescence. Quoique j'aie bien connu une jeune femme de 24 ans se faisant encore prescrire sa pilule par le pédiatre qui l'avait suivie depuis sa naissance. Après tout, aucune loi n'a fixé de limite supérieure à la pédiatrie.

Peu nombreux sont les parents qui osent demander à faire assurer d'emblée le suivi de leur progéniture par leur médecin de famille. C'est ainsi qu'apparaît l'un des plus énormes paradoxes de notre système de santé. C'est le pédiatre de ville qui pèse, mesure et vaccine les enfants en bonne santé, surveillance à la portée d'une infirmière de PMI, et le généraliste qui intervient dès qu'ils présentent un problème post-vaccinal ou tombent malades. Tout simplement en raison de sa disponibilité permanente le jour, la nuit et le week-end. Il n'y a donc rien d'étonnant à ce que les pédiatres clament haut et fort que les vaccins n'ont aucun effet secondaire et soient prêts à injecter tout ce qui existe dans ce domaine. Lorsqu'un évènement indésirable survient, ce n'est pas eux qui s'en occupent.

Je ne compte plus le nombre de fois où j'ai été réveillé en pleine nuit pour un bébé qui avait "quarante de fièvre" ou qui "pleurait sans arrêt" ou encore qui présentait "une grosse boule comme une hernie en haut de la cuisse". Toutes ces sorties nocturnes sans autre période de récupération que quelques rares vacances éparses. Et quand j'arrivais, hagard de fatigue, après avoir erré une heure avant de trouver l'adresse dans des lotissements mal numérotés, j'apprenais que le bambin avait été vacciné quelques heures plus tôt par son pédiatre. Lequel devait dormir du sommeil du juste en me laissant me farcir le sale boulot.
Et justement je ne voulais plus être le dindon de la farce. Je fis donc savoir autour de moi que je ne soignerais désormais que les enfants que je suivais et ne prendrais en charge les conséquences délétères des vaccinations que si je les avais moi-même effectuées. Ma décision a peut-être contribué à favoriser la disparition de cette spécialité du milieu libéral mais m'aura permis de prendre en tant que médecin de famille les mensurations de trois générations successives de bébés. Et toujours avec le même matériel !

En parcourant son carnet, je note que Johnny a bénéficié d'un autre suivi spécialisé que celui du pédiatre. Il a en effet été régulièrement examiné sur le plan neurologique en raison d'épisodes épileptiques. Le traitement par phénytoïne a été stoppé juste après la puberté. J'observe que, malgré ses antécédents comitiaux, ce garçon a reçu tout ce que le Vidal propose dans sa rubrique "vaccinations". Quelle que soit la couleur de la vignette et le taux de remboursement. Il n'aura finalement échappé qu'à la vaccination antivariolique, étant né peu après sa suppression.

Je continue de tourner les pages du carnet de santé de Johnny. À cette époque, ce document sert essentiellement de livret de vaccination. Les médecins vaccinateurs y indiquent la date et les détails techniques comme le numéro de lot et le lieu anatomique d'injection. Par obligation, au cas où surviendraient d'éventuels effets indésirables... dont on nous a pourtant bien rabâché qu'ils n'existaient pas ! Leur signature et leur tampon valident le document et attestent que les impératifs vaccinaux ont été remplis. En cas de contre-indication au vaccin, le médecin a intérêt à bétonner son dossier. Si ses motivations sont insuffisamment convaincantes et mal étayées, la sanction suprême tombera immanquablement. La radiation définitive. L'Ordre ne badine pas avec ses ouailles dès lors que celles-ci sortent des sentiers battus qu'il leur trace. Même lorsque le chemin paraît dangereux et mal balisé.

Les autres informations sur le développement de l'enfant et les examens de surveillance ont un taux de remplissage aléatoire en fonction de la bonne volonté du praticien. Les courbes de poids et de croissance ont été tardivement insérées dans le nouveau modèle, et sont le plus souvent complétées par les parents. Comme l'a consciencieusement fait Tina, en maman attentionnée.

Tout en détaillant son casier immunitaire, j'observe Johnny du coin de l'œil. Plus tassé sur sa chaise qu'assis, le dos un peu vouté, les épaules tombantes, il a vraiment le profil de la victime expiatoire des obsessions vaccinales de sa mère. Il faut dire que celle-ci tient à son rappel. J'ai beau tenter de plaider l'absence d'urgence, la suppression du caractère obligatoire de cette vaccination, la mise en place depuis quelques mois d'un nouveau calendrier, la réduction du nombre de doses nécessaires, l'importance d'un contrôle préalable des anticorps, rien n'y fait.

À son tour, elle m'explique, avec une vigueur comparable, que son chérubin a projeté de s'évader le lendemain dès potron-minet, avec une bande de copains, faire du camping en bord de mer. Là-bas, il risque, selon elle, de se lâcher un peu au niveau des mœurs et il vaut mieux mettre toutes les chances de son côté question prévention. Mon sixième sens, plus fiable que les cinq autres, me crie de refuser. Cet instinct, développé avec l'expérience, m'a déjà à moulte reprises fait éviter des erreurs et permis de me sortir indemne de situations délicates auxquelles des études passablement décalées ne m'avaient pas préparé. Je n'ai jamais regretté d'avoir toujours écouté la petite voix amicale qui, au fond de moi, me dictait la bonne conduite à adopter. Même si cela me poussait parfois à sortir des grands principes et des usages éculés de la Médecine.

Je m'apprête donc à dire à Tina que je regrette mais que je ne suis pas son praticien habituel, que l'Ordre risque de me sanctionner pour concurrence déloyale, que la couverture vaccinale de son chérubin ne va pas disparaitre brutalement à minuit comme la robe de Cendrillon et qu'il sera largement temps, au retour de son escapade méditerranéenne, de demander au médecin traitant d'effectuer le rappel.

Mais au moment d'ouvrir ma boite à excuses, la maman me sort sa carte majeure, l'atout qu'elle a mené au bout, en l'occurrence une boite de vaccin maintenue au frais dans une pochette isotherme. Belote et dix de der ! Tina me déclare avec une inflexion ne souffrant aucune discussion complémentaire que, de toute façon, son pharmacien adoré lui a déjà fourni le produit idoine et qu'elle ne va quand même pas le mettre à la poubelle vu l'état lamentable des finances de notre assurance-maladie.

Je n'ai donc plus qu'à passer à l'acte. Ce que je fais sans plus d'hésitation, compte-tenu de l'insistance de la demanderesse. Je complète la date de ce rappel dans le carnet de Johnny en ajoutant le chiffre 14 devant la mention août 1999 préinscrite par mon confrère. Puis je colle directement l'étiquette du numéro de lot, après l'avoir détachée de la seringue. Une bonne habitude pour mieux authentifier le geste vaccinal et plus lisible que la traditionnelle écriture de Docteur.

Ayant obtenu satisfaction, la mère et son fils quittent peu après mon bureau, sans raison d'y revenir un jour.

*
* *

Pourtant, exactement un an plus tard, le jeune homme se présente à ma consultation. Je constate que, cette fois, son chaperon ne l'accompagne pas. Un large bandage entoure son poignet gauche ainsi qu'une partie de sa main. Je présume que ce gros pansement constitue la cause de sa venue et que son médecin référent s'est de nouveau absenté pour un repos estival mérité. Je me prépare à lui en faire la remarque sur le ton de la plaisanterie. Mais mon sourire se fige quand il me décrit des épisodes de vertiges, apparus quelques semaines plus tôt et accompagnés de troubles visuels à type de vision double. Il m'avoue, avec un demi-sourire crispé, qu'au début, ces symptômes d'allure ébrieuse déclenchaient l'hilarité complice de son entourage car ils survenaient uniquement lors de réunions conviviales et festives. Et la seule présumée coupable dans ces circonstances était la dive bouteille envers laquelle le garçon témoignait quelquefois une sympathie exagérée.

Jusqu'à la survenue, l'avant-veille, d'un évènement plus inquiétant qui motive aujourd'hui sa visite. Il a du mal à étouffer les sanglots qui altèrent sa voix et à surmonter l'angoisse qui commence à l'étreindre. Je contourne le bureau et viens m'asseoir juste à côté de lui, sur la deuxième chaise libre. Je lui prends le bras dans une attitude empathique et rassurante, comme je le fais parfois avec des patients très anxieux. Il me raconte avoir été pris d'un énorme tournis, provoquant sa lourde chute dans l'escalier de sa maison et occasionnant un traumatisme du poignet. Voilà qui explique le bandage, mais pas le malaise. D'autant qu'il m'assure n'avoir, à ce moment-là, ni absorbé d'alcool, ni ingurgité le moindre médicament ou toute autre drogue. Et je n'ai aucune raison de ne pas le croire.

Nous passons dans la salle de soins et je lui fais un examen complet. Je prends sa pression artérielle d'abord couché puis debout à la recherche d'une anomalie tensionnelle au changement de position. J'ausculte attentivement son cœur et ses vaisseaux du cou pour dépister un souffle pathologique. Je complète mon observation par un bilan neurologique testant ses réflexes, sa sensibilité et la coordination de ses mouvements. Au final, RAS. Rien à signaler, comme on dit dans la marine. Je le laisse se rhabiller et nous revenons dans le bureau. Je le fixe intensément comme si j'espérais que son front se transforme en panneau publicitaire et que le diagnostic vienne s'y afficher en lettres lumineuses.

Soudain je note un détail dans son regard, une sorte de légère saccade sur le côté. Immédiatement, je lui demande de suivre mon doigt des yeux tandis que je le déplace verticalement et latéralement à une trentaine de centimètres de son visage. J'ai soudain l'impression qu'une boule se forme dans ma gorge et descend dans mon estomac. Il y a effectivement un mouvement d'oscillation sur le plan horizontal. Un signe clinique bien connu des soignants que nous appelons un nystagmus. Pas forcément de bon pronostic…

J'évite de faire part à Johnny de mes craintes d'autant que son inquiétude est déjà palpable. Sans lever la tête, je sens son regard peser sur moi et j'entends sa respiration rapide et saccadée.

Je saisis mon ordonnancier pour lui prescrire une IRM cérébrale, en bafouillant quelques explications de bon aloi afin de calmer son appréhension. Sans le moindre succès. Par empathie, je décide de lui prendre moi-même le rendez-vous afin d'accélérer le processus. Il vaut mieux, selon moi, affronter rapidement une vérité difficile que de subir l'angoisse d'une longue ambiguïté. Je l'invite à patienter quelques instants à l'accueil pendant que je téléphone discrètement au radiologue pour lui expliquer la situation.

J'évoque avec mon collègue la probabilité d'une sclérose en plaques débutante. Cependant, et aussi incroyable que cela puisse paraître de nos jours, à aucun moment un lien quelconque avec la vaccination réalisée l'année précédente ne m'effleure l'esprit. C'est dire à quel degré d'aveuglement m'avait projeté le lobbying intensif pratiqué par les fabricants de vaccins.

J'obtiens que l'imagerie ait lieu la semaine suivante, ce qui équivaut à une sorte d'exploit par rapport aux délais habituels de plusieurs semaines. Le sous-équipement de notre nation en Imagerie par Résonnance Magnétique constitue une véritable honte. Surtout lorsque nous nous comparons à certains pays, pourtant placés loin derrière nous sur le plan économique. Simplement parce que nos gouvernants ont toujours sacrifié la médecine de campagne à celle des grandes villes et les soins de premier recours à l'hospitalo-centrisme. Sans compter, chaque année, les coupes sombres dans le budget de la Santé, aboutissant à la désertification progressive de la majorité des territoires.

Cinq minutes plus tard, Johnny reprend sa voiture, après avoir récupéré auprès de ma secrétaire une carte de visite comportant le jour et l'heure de son rendez-vous au service de radiologie. À cet instant, j'ignore encore que mon diagnostic sera confirmé par un coup de fil du radiologue, que Johnny ne remettra jamais plus les pieds dans mon cabinet et que désormais nous communiquerons seulement par l'intermédiaire de nos avocats respectifs.

*
* *

En février 2004, vers dix heures du matin, un monsieur sonne au portail de ma maison. Il est vêtu d'un long manteau noir et porte un chapeau de chasse en feutre surmontant de petites lunettes rondes cerclées d'une monture en écaille. Il tient à la main une sacoche en cuir de couleur beige datant probablement de son école communale. Je ne pense pas le connaitre mais son allure un tantinet gestapiste ne me dit rien qui vaille. Un mauvais pressentiment m'envahit tandis qu'il gravit les marches de mon perron et m'adresse, sans me regarder, un "bonjour" à me pousser au suicide. Je m'étonne qu'il ne lève pas son bras droit à l'horizontale en claquant des talons.

Comme je le craignais, il s'agit d'un huissier, ce qui n'annonce en général pas grand-chose de bon. Même quand on croit être sûr de ne rien avoir à se reprocher. Il me remet une liasse de feuilles avec une délectation patente. Ce n'est pas tous les jours qu'on se fait un toubib. Cela le change de sa clientèle habituelle, souvent de pauvres bougres à qui il apporte un commandement de payer ou un avis d'expulsion. Presque de quoi lui donner, devant leur abattement, des remords d'avoir choisi cette profession ingrate.

— Vous êtes bien le Docteur Gimbert ? s'enquière-t-il, d'une voix si glaciale qu'il se forme instantanément de minuscules stalactites sous sa petite moustache. Je suis mandaté pour vous remettre une convocation en Justice.

Ainsi, Johnny a porté plainte contre moi. Les portes du pénitencier bientôt vont se refermer. Pour un médecin, la plainte pénale s'avère bien plus embêtante qu'une action disciplinaire. Si je puis donner un conseil amical à tous les patients trahis ou simplement mal soignés, c'est de privilégier la voie judiciaire. Une procédure devant l'Ordre des Médecins a peu de chance d'aboutir si le mis en cause a une certaine notoriété dans le monde médical. Ce sera même l'absolution assurée s'il est membre titulaire de cette noble institution, comme j'aurai ultérieurement l'occasion de le constater à mes dépends.

Je remercie l'huissier et le regarde s'éloigner. En me reprochant cette habitude idiote qu'ont les gens bien élevés de toujours dire "merci" aux porteurs de mauvaises nouvelles.

Je m'installe dans mon salon et lis l'acte d'accusation. Les termes en resteront définitivement gravés dans ma mémoire encore vierge de toute plainte d'un quelconque patient.

En gros, l'avocat de Johnny m'accuse clairement d'être responsable de la sclérose en plaques développée par le jeune adulte dans les mois suivant une injection du rappel de l'hépatite B effectuée par mes soins. En quelques pages, le juriste énumère les négligences que, selon lui, j'aurais commises et qui expliqueraient parfaitement les conséquences désastreuses de mon acte.

Je comprends d'emblée que, si Johnny porte officiellement la plainte, ce sont ses parents, Ike et Tina, qui sont à l'origine de la procédure. Et que la perspective de toucher le pactole est, comme souvent, sous-jacente à leur décision. J'éprouve systématiquement un malaise quand j'entends l'entourage d'innocentes victimes d'accidents médicaux déclarer devant les médias que le motif de leur combat tient en une seule phrase : "Pour que cela n'arrive jamais plus". On peut trouver toutes sortes de justifications à une plainte. On peut évoquer la quête d'explications, la vengeance contre l'auteur des faits, le devoir de mémoire envers la victime, l'appât du gain, la recherche d'une éphémère célébrité... Mais franchement, je n'ai jamais rencontré dans ma longue carrière quelqu'un dont la principale préoccupation, dans de telles circonstances, soit la protection d'autrui. Quand un drame s'abat sur quelqu'un, c'est lui seul qui le subit. Et les autres, il n'en a généralement rien à cirer.

Ma seconde réflexion concerne l'avocat, un ténor du barreau régional. Aussi brillant soit-il, j'estime dès le départ qu'il a choisi la mauvaise méthode. En s'en prenant à un simple généraliste, petit exécutant d'une banale injection intramusculaire, maillon faible de la chaine vaccinale, il n'a guère laissé de chance à ses clients de gagner ce procès.

Après tout, que peut-on me reprocher ? Je me suis contenté, en tant que docteur en médecine, d'administrer, à la demande expresse d'un patient, un vaccin produit par une firme reconnue ayant obtenu légalement son autorisation de mise sur le marché et délivré par un pharmacien diplômé exerçant dans une officine agréée. À la rigueur, j'aurais pu valablement être poursuivi pour une erreur technique, un défaut d'asepsie ayant provoqué un abcès au point d'injection, une piqûre trop profonde ou trop superficielle, une cassure de l'aiguille dans le muscle, ou pire une vaccination en intravasculaire, ce qui relève d'une rare maladresse ou de l'incompétence la plus caricaturale.

Fort de ces considérations optimistes, je m'empare résolument d'un bloc de papier et de mon stylo fétiche, magnifique cadeau d'un laboratoire pharmaceutique à une époque révolue où l'achat des prescriptions d'un généraliste avait encore de la valeur. Je liste les bases de mon argumentaire en défense. Hormis le dérangement que cette affaire va engendrer dans mon activité quotidienne déjà débordante, je n'ai pas la moindre appréhension sur la décision de relaxe qui se profile dans un horizon dégagé.

À ce stade, je n'ai encore aucune idée des évènements inattendus qui vont très vite se produire et rendre moins rectiligne cette trajectoire judiciaire idéale.

*
* *

Priorité absolue : prévenir la compagnie qui couvre ma responsabilité civile professionnelle. Mon assureur n'a pas à se plaindre de moi. Alors que je suis installé en libéral depuis vingt ans, je n'ai, jusqu'à ce jour, jamais fait l'objet de la moindre procédure dans le cadre de ma pratique médicale. Je rédige très rapidement un résumé de l'affaire que j'envoie par courriel en y joignant le scan des documents apportés par l'huissier. J'en profite pour demander une liste d'avocats locaux susceptibles de me défendre correctement.

Je reçois trois jours plus tard l'accord de prise en charge de mes frais de justice jusqu'à un montant maximum qui limite drastiquement toute possibilité de solliciter une célébrité à robe noire. De toute façon, un seul nom m'est proposé, ce qui m'évite de me creuser la cervelle. Heureusement, cet avocat a bonne réputation dans le domaine très particulier de la défense des intérêts des médecins. En outre, je me sens capable au moins de lui prédigérer le travail, voire de lui préparer carrément ses plaidoiries. Et puis ce dossier gagné d'avance représente selon moi du pain béni pour un avocat de la défense. Il n'est pas désagréable d'accrocher, sans coup férir, un gavel de victoire à son tableau de chasse.

J'adresse le jour-même une demande d'entretien à celui qu'il est convenu d'appeler "Cher Maître", bien que j'aie horreur d'utiliser cette locution à mon goût trop déférente pour quelqu'un comme moi dont l'une des devises favorites est : "Ni ordre, ni maître". Un rendez-vous m'est accordé deux semaines après, ce qui me laisse largement le temps de préparer mon dossier.

Étant d'une nature plutôt rationnelle et ayant suivi une formation scientifique, je décide de procéder selon une méthode analytique. Je prends une feuille A4 dans le sens longitudinal. Sur le côté gauche, je numérote les divers points résumant ce que je considère comme un acte d'accusation. En face je laisse des espaces afin de lister les éléments de réponse que je soumettrai à mon avocat.

Bien que je ne doute pas de me tirer de ce mauvais pas, je dois reconnaitre que les allégations édictées par le Conseil de Johnny tiennent la route. Et même s'il emprunte parfois des raccourcis audacieux, je mesure le danger qu'il puisse, sur un malentendu, convaincre des personnes aussi peu au fait des réalités vaccinales que le sont, par exemple, des Juges. Il me faut donc être prudent. Il est vrai que je bénéficie d'un tempérament souvent exagérément optimiste. Je suis un adepte convaincu de la méthode Coué et ma ritournelle préférée s'intitule *Ah, ça ira, ça ira, ça ira* ! Si ce trait de caractère constitue une indéniable qualité quand il s'agit d'accompagner un malade grave dans son combat, cela peut devenir un défaut rédhibitoire dans une procédure pénale.

Je commence par photocopier les documents originaux afin de pouvoir, tel un bureaucrate bon teint, les stabiloter avec frénésie et en toute liberté. Je surligne ainsi à l'encre fluorescente tout ce qui pourrait bien s'entasser sur mes larges épaules : les antécédents épileptiques du jeune homme, l'absence de dosage préalable des anticorps, le côté superflu d'une cinquième dose, le remplacement abusif du médecin traitant habituel, la quantité énorme d'alumin... Soudain, je mets ma lecture sur pause et jette mon marqueur sur la table. Nous y voilà ! L'argument de choc des antivax. Celui qui a provoqué la capitulation du ministre de la Santé et l'arrêt en catastrophe de la campagne vaccinale après avoir piqué plus de vingt millions de compatriotes parmi les plus jeunes. D'un seul coup, je me sens moins à l'aise. Tandis que s'élabore dans mon esprit ma stratégie de défense, j'ai hâte de ressentir la présence rassurante de mon Conseil...

Quelques jours plus tard, je participe à ce qui sera mon unique entretien avec mon avocat. Je lui donne lecture de mon argumentaire. Je l'ai rédigé comme peut le faire un médecin, en me basant uniquement sur des éléments scientifiques parfaitement établis, ce que nous appelons dans notre jargon la Médecine Basée sur les Preuves. Cependant, pour la première fois de ma vie, j'ai commencé à m'intéresser aux composants des vaccins que j'ai injectés par centaines au cours de ma carrière. En particulier aux adjuvants, ces boosters immunitaires devenus malheureusement indispensables à l'efficacité des vaccins... et à leur commercialisation. Or, plus je cherche des preuves de l'innocuité de l'aluminium, plus le doute s'insinue dans mon esprit. Et, de réflexions cartésiennes en questions non résolues, je me sens basculer peu à peu dans le camp du scepticisme. Comble de malchance, j'ai découvert que le vaccin que j'ai injecté à Johnny, celui qui a été spécialement promu en France parce que fabriqué chez Pasteur, contient presque trois fois plus d'adjuvant aluminique que son concurrent américain !

Je témoigne dans mes écritures d'une sincère compassion envers ce malheureux patient, victime en pleine jeunesse d'une pathologie évolutive et handicapante. Mais je sens, à l'apparition d'un petit rictus au coin de ses lèvres, que mon Conseil ne goûte que modérément mes élans de cœur et ma générosité naturelle. Il m'explique sur un ton de confesseur que Johnny n'est pas un patient mais un adversaire. Tout ce qui fait la qualité d'âme d'un soignant dans un dispensaire peut devenir un défaut mortel dans un prétoire. Un excès d'empathie risque d'être ressenti par les Juges comme l'aveu, de ma part, d'un sentiment d'implication. Et de la responsabilité à la culpabilité, puis de celle-ci à la condamnation, il ne reste plus que deux petits pas à franchir...

Je lui remets mon mémoire en défense afin qu'il le traduise en langage juridique et le transforme en machine de guerre pour la bataille judiciaire qui s'annonce. De son côté, il me suggère d'adresser quelques courriers en recommandé. Je retranscris sur le bout de papier qu'il me tend les destinataires proposés. Puis je le salue et quitte son bureau.

*
* *

De retour à mon domicile, je sors la liste de ma poche et y jette un coup d'œil. Le juriste ne m'a pas imposé d'ordre prioritaire, mais spontanément je décide de débuter par une lettre au fabricant du vaccin incriminé. Je l'informe de la plainte dont je fais l'objet et de l'accusation portée contre moi d'avoir provoqué l'apparition d'une sclérose en plaques par l'injection d'un second rappel, c'est-à-dire d'une cinquième dose du vaccin contre l'hépatite B.

À ma grande surprise, le chargé de relations publiques qui me répond ne semble pas étonné de mon signalement.

Il me précise d'ailleurs que la notice du médicament fait état de la possibilité de survenue d'une affection démyélinisante, du type sclérose en plaques, au décours de la vaccination. Ah bon ? Mais le visiteur médical ne m'en avait rien dit… ! Et comme les médecins ne lisent pas plus les notices des médicaments qu'ils ne les goûtent avant de les prescrire, je l'ignorais totalement.

Pour enfoncer le clou dans ma chaussure de sécurité, il conclut son courrier en m'invitant vivement à faire la déclaration de cet effet secondaire. Sans gros risque pour son laboratoire du fait des graves lacunes du système de pharmacovigilance à cette époque. On est alors plus proche du parcours du combattant que de la croisière touristique sur un long fleuve tranquille. D'abord la déclaration ne peut être établie que par un membre d'une profession médicale ou un pharmacien qui doit compléter un formulaire en papier de plusieurs pages. Cela nécessite, pour celui qui s'y colle, de sacrifier toute une soirée ou de consacrer une bonne partie de son dimanche au remplissage de l'enquête. Un fastidieux labeur, vite décourageant quand on doit intégrer ce travail supplémentaire dans des semaines de 70 heures.

Mais la remarque principale m'est soufflée par mon avocat, lequel va solennellement me dissuader d'effectuer une telle déclaration. En effet, en signalant la survenue d'un effet indésirable grave à la suite de mon geste vaccinal, j'établis moi-même la relation de cause à effet et fournis le bâton pour me faire battre. Cela m'amène à deux constats.

Le premier est que le système mis en place conjointement par les laboratoires pharmaceutiques et les autorités de Santé a abouti, volontairement ou pas, à empêcher pendant des décennies tout signalement d'effets secondaires iatrogéniques de la part des prescripteurs ou des vaccinateurs.

Selon les statistiques, 90 à 99% des effets secondaires graves des médicaments et produits de santé ne sont jamais relatés. Il est alors très facile, faute de recueillir les preuves contraires, de prétendre à l'innocuité des vaccins et de leurs adjuvants. Il faudra attendre encore longtemps et l'arrivée d'Internet dans la plupart des foyers avant que l'on se résolve à simplifier le processus déclaratif et surtout que l'on autorise enfin les patients à signaler eux-mêmes les effets indésirables survenus.

Le second est plus anecdotique. L'avocat de Johnny a commis une erreur stratégique majeure en s'attaquant à moi. S'il s'en était pris plutôt au laboratoire, ou à l'agence nationale de sécurité médicamenteuse ou encore à la Tutelle ayant délivré l'autorisation de mise sur le marché, j'aurais accompagné mon patient dans ses démarches médico-légales. J'aurais été son conseiller scientifique et toutes les recherches que j'ai finalement effectuées pour mon compte personnel, je les aurais faites pour lui.

Mon courrier suivant est adressé à l'Ordre des Médecins. J'imagine encore naïvement, malgré mes vingt années d'expérience, obtenir un semblant de soutien ou une ébauche de réconfort. Je suppose que ma cotisation annuelle me garantit au moins une écoute confraternelle et pourquoi pas une parole amicale. Que nenni ! Je me suis toujours demandé à quoi servait l'Ordre. Il vient de me claquer à la figure sa réponse... À rien ! J'apprendrai bien plus tard, grâce à un rapport accablant de la Cour des Comptes, que l'Ordre des Médecins sert en fait à quelque chose. Il sert à lui-même et à ses petits amis. Non seulement une somme avoisinant les cent millions d'euros de cotisations annuelles alimente des dépenses souvent inutiles et parfois suspectes, mais il est dit, dans le même compte-rendu, qu'il s'y pratique une discipline à géométrie variable avec des sanctions incertaines. Quand elles ne sont pas carrément arbitraires en allant jusqu'à nier l'évidence et rejeter des preuves formelles.

Mon Conseil Départemental de l'Ordre finit par me déclarer que j'ai bien fait de m'adresser à lui... mais qu'il ne peut rien faire pour moi. Il en profite toutefois pour vérifier que je suis bien à jour de mes cotisations et pour me souhaiter bon courage. La secrétaire principale me conseillera peu après, en aparté et par téléphone, d'adhérer à la CSMF, l'un des principaux syndicats de médecins, qui justement partage illégalement les locaux de l'Ordre dans mon département et assiste les mis en cause uniquement lorsque ce sont ses adhérents. Ce que l'Ordre ne fait même pas avec ses cotisants.

J'envoie mon dernier courrier au ministère de la Santé. Après tout, c'est un peu à cause de lui que je me retrouve dans cette situation inconfortable... ! En 1993, un ministre de Droite avait affolé la France entière en prétendant de façon pour le moins exagérée que l'hépatite B était un fléau mortel, atteignant chaque année cent mille personnes dans notre pays dont une beaucoup restaient définitivement sur le carreau, victimes d'un cancer du foie. Le ministre en question étant, comme trop souvent, médecin de formation, ses propos fantasmatiques furent pris très au sérieux. Nul ne douta dès lors qu'en sus de la voie sexuelle ou sanguine, on pouvait se contaminer simplement par la salive, en partageant des couverts ou en buvant au même goulot.

Une panique bien orchestrée s'empara des Français qui se ruèrent sur les deux vaccins disponibles, le Genhevac de Pasteur et l'Engerix du laboratoire GSK. Plus de vingt millions de personnes de tous âges subirent alors trois injections suivies d'une piqure de rappel un an plus tard. Conformément au schéma vaccinal en vigueur à cette époque. Les généralistes, pour une fois, furent sollicités pour participer à la fête et pallier le manque de médecins scolaires en s'infiltrant dans les collèges pour vacciner des gamins d'à peine onze ans au motif que, découvrant les feux de l'amour, ils étaient dorénavant susceptibles de contracter la maladie. Même du bout des lèvres !

C'est alors qu'une singulière rumeur commença à se propager selon la technique du "bouche à oreille", ancêtre des réseaux sociaux. Il se murmurait dans les chaumières qu'une maladie neuro-dégénérative, jusque-là peu connue, apparaissait plus ou moins rapidement dans les suites de cette vaccination anti-hépatitique. La sclérose en plaques, dont le pronostic s'avérait certes assez aléatoire, mais globalement plutôt inquiétant...

Les plaintes s'accumulèrent dans les tribunaux, amplifiées par des associations de victimes dont les avocats montèrent aux créneaux avec une virulence qui alarma les politiques, déjà déstabilisés par une impromptue cohabitation gouvernementale. Ce fut alors un autre ministre-médecin, de Gauche cette fois, qui annula l'obligation vaccinale des préadolescents, décrétée cinq ans plus tôt par son confrère et prédécesseur. Évidemment, la populace en conclut que les prétendus ragots s'avéraient bien fondés. Derechef les plaintes redoublèrent, dirigées par la suite contre le brelan ministériel formé des trois médecins en charge de la Santé entre 1992 et 2004. Lesquels furent traduits devant la toute nouvelle Cour de Justice de la République créée justement pour juger les crimes ou délits commis par les membres du gouvernement dans l'exercice de leurs fonctions. Et les absoudre ! Car il faut bien le reconnaitre, depuis l'inauguration de cette procédure suite à l'affaire du sang contaminé, en passant par l'hormone de croissance, les médicaments toxiques, jusqu'à la grippe aviaire, on n'a pas vu beaucoup de sanctions tomber. Plutôt des promotions, et parfois même la fameuse breloque napoléonienne pour services rendus à la Patrie !

Ce qu'il y a de bien avec les ministères, c'est que quand on leur envoie une lettre, en général on vous répond. La plupart du temps à côté de la plaque, mais au moins on n'a pas dépensé un timbre-poste tout-à-fait pour rien. Quelques jours plus tard, je reçois donc une lettre-type, signée d'un sous-fifre, formulant dans un style bureaucratique pur jus une réponse alambiquée me signifiant à la fois leur empathie pour ma situation et leur regret que la vaccination contre l'hépatite B ne soit plus leur préoccupation première depuis le 1er octobre 1998, jour de suppression de l'obligation vaccinale.

Dès lors, je n'ai plus eu d'autre choix que de me débrouiller tout seul.

*
* *

Et c'est là que se produit un phénomène auquel je ne me serais jamais attendu. Plus je creuse à la recherche d'arguments en ma faveur, plus je déniche des preuves contraires. Des témoignages occultés, des études scientifiques interdites, des rapports officiels escamotés, des articles médicaux taxés de bidonnage. Tout ce que le microcosme médico-pharmaceutique et politique peut excréter de plus répugnant pour cacher la vérité au public.

Je découvre ainsi ce que j'appelle les casseroles de l'alu, ce métal largement présent dans notre environnement terrestre, mais dont notre corps n'a nul besoin. L'un des rares métaux totalement inutiles à nos réactions chimiques, et que notre organisme supporte si mal qu'il n'a de cesse de s'en débarrasser au plus vite dès que ce poison y pénètre.

Il faut dire qu'à partir de 1993, avec la campagne massive de vaccination contre l'hépatite B, les évènements trop anecdotiques au début pour être perceptibles, ont commencé à s'agglutiner sur un plan statistique. D'autant que les deux vaccins contenaient une quantité abondante d'hydroxyde d'aluminium, en particulier le Genhevac. On prétendait déjà que l'aluminium ingéré était éliminé presque à 100% par les urines... à condition d'avoir une fonction rénale parfaite. Ce qui n'est pas toujours le cas, notamment à partir d'un certain âge. Quand des chercheurs d'une université anglaise ont constaté que les urines des personnes souffrant de sclérose en plaques contenaient jusqu'à quarante fois plus d'aluminium que les autres, "c'est le hasard, Balthazar !" ont clamé les sachants.

Lorsqu'une équipe américaine de Boston au terme d'une étude considérée comme fiable a mis en évidence que, dans les trois ans suivant la vaccination, on observait trois fois plus de scléroses en plaques chez les vaccinés que chez les témoins, "c'est le destin, Célestin !", a objecté l'OMS.

Mais quand simultanément plusieurs équipes françaises ont mis en évidence, chez des patients vaccinés souffrant de symptômes neurologiques, des lésions anatomiques contenant des cristaux d'hydroxyde d'aluminium, le doute n'était plus permis. La relation de cause à effet paraissait définitivement établie. Pourtant l'Agence Nationale tança le Professeur : " Tu te trompes de chemin, Romain ! " avant de lui couper les vivres pour mettre un terme à ses recherches... mais pas à la polémique !

Plus j'éclaire ma lanterne, plus mon avenir s'assombrit. Au fur et à mesure que le procès approche, je serre les fesses en priant le Ciel pour ne pas passer du stade de présumé innocent à celui de prétendu coupable par la faute d'un fichu scientifique un peu trop persévérant.

Le jour de l'audience arrive enfin. Lâche et prudent à la fois, je préfère ne pas y assister, laissant mon avocat plaider ma cause. Tout son argumentaire ne tient qu'en une phrase qu'il répétera en boucle comme un leitmotiv. Il n'y a, à ce jour, aucune preuve formelle d'un lien avéré entre le vaccin contre l'hépatite B et l'apparition ultérieure d'une sclérose en plaques. Point barre, merci et au revoir !

Dans la soirée, mon Conseil me téléphone. Il me dit que tout s'est bien passé et que je n'ai pas de souci à me faire. Pourtant le plaignant a produit des certificats de chers confrères et amis attestant avoir des doutes, d'une part sur la réelle innocuité du vaccin, et, d'autre part, sur la justification du second rappel injecté par mes soins. Bonjour le soutien déontologique… Assez peu rasséréné par son optimisme, je parviens difficilement à trouver le sommeil.

Au petit-déjeuner, je me jette sur le quotidien régional dans l'intention d'y lire le compte-rendu de l'audience. Stupeur ! Une grande photo en deuxième page dévoile, devant le Tribunal de Grande Instance, le jeune homme affaissé dans un fauteuil roulant, qu'il avait vraisemblablement emprunté pour la bonne cause, l'avancement de sa maladie n'imposant pas encore ce genre d'aide technique. Deux personnes poussent conjointement le fauteuil de Johnny : sa mère, arborant malencontreusement un sourire trop large pour la circonstance, et son avocat dont la mine attristée sied mieux à la conjoncture. Mais le coup le plus violent m'est asséné par le titre, volontairement provocateur, qui accompagne le cliché en énormes caractères et pleine largeur : *Il m'a dit de relever ma manche et m'a injecté la mort !*

Ma première réflexion est de me féliciter de ne pas être allé dans la fosse aux lions... Mon anonymat a pu en être plus facilement respecté. Immédiatement après, je me dis qu'ils n'ont pas mégoté dans la dramaturgie. Je forme discrètement le vœu que les juges ne se soient pas trop laissé apitoyer. Après tout, on n'est jamais à l'abri, même chez ces professionnels, d'une bouffée d'humanisme ou d'un accès d'empathie, éventuellement inspirés d'un vécu personnel.

Heureusement pour moi, il n'en est rien et quelques semaines plus tard, mon avocat m'annonce, avec un brin d'euphorie et le sentiment du devoir accompli, bien que je sois l'auteur de sa plaidoirie, que nous avons gagné en première instance.

*
* *

Comme je m'y attendais, mon éphémère patient et définitif adversaire fait appel de la décision. Je prévois donc de réaliser un simple copier-coller de mon argumentaire initial en réaffirmant l'absence de lien établi. Selon moi, cette unique thèse, bien que simpliste pour ne pas dire primaire, doit convaincre les membres de la Cour d'appel aussi sûrement que les juges siégeant lors de la première instance.

Mais quand je prends connaissance du mémoire de Johnny, je ressens des picotements désagréables le long de mon échine dorsale. Voilà que sa nouvelle avocate en Appel, puisque la procédure impose de faire justement appel à des spécialistes de cette juridiction, présente des éléments inédits et de nature à pouvoir instiller un doute légitime dans l'esprit de la Cour. En effet, elle cite des décisions de Tribunaux Administratifs et même des arrêts de la Cour de Cassation, donc susceptibles de générer une jurisprudence, prononçant l'indemnisation de soignants ayant développé des SEP après vaccination.

Décidément bien renseignée, l'avocate adverse fait également référence, dans ses écritures, à l'Office National d'Indemnisation des Accidents Médicaux, abrégé en ONIAM. Cet établissement public vient d'être créé par la loi du 4 mars 2002 relative aux droits des malades et à la qualité du système de santé. Il a pour mission d'organiser "le dispositif amiable, rapide et gratuit" pour l'indemnisation des victimes d'accidents médicaux. En particulier des accidents vaccinaux... Suivez mon regard !

Sauf que la procédure ne concerne que les vaccinés ayant effectué l'injection dans le cadre d'une obligation professionnelle. À l'exclusion de tous les autres qui, comme le malheureux Johnny, ne disposent alors plus que des voies judiciaires. Lesquelles s'apparentent plutôt à des voies sans issue. Cependant, mon adversaire argue que le rappel s'inscrit dans la droite ligne de primo-injections qui, elles, faisaient l'objet d'un décret gouvernemental. Puisque ce second rappel n'aurait jamais eu lieu s'il n'avait été précédé d'injections obligatoires, il parait normal d'en indemniser les conséquences. Je me garde bien de lui rétorquer que je partage entièrement son avis... mais que je n'ai pas vocation à me substituer aux carences de l'État !

Et les mauvaises nouvelles continuent d'affluer à l'encontre de ma défense. Relayées par les journaux s'adressant au grand public, en particulier les quotidiens nationaux. Car la presse médicale, complètement jugulée par Big Pharma et survivant même de ses subsides, n'a guère publié d'articles mettant en cause un quelconque vaccin. Si bien que l'adjuvant aluminique, utilisé soi-disant "sans aucun problème depuis plus de soixante ans", n'a jamais soulevé la moindre interrogation auprès de mes confrères. Je découvre ainsi dans les écrits adverses, puisés vraisemblablement sur la Toile, que d'éminents pédiatres ont récemment alerté sur la quantité énorme d'aluminium stocké dans le corps des bébés en raison des multiples injections de ce métal ayant, comme tous les autres, un redoutable effet cumulatif.

J'y apprends également d'autres vérités stupéfiantes… ! Par exemple que l'Institut Pasteur a, pendant quinze ans, remplacé dans ses vaccins l'aluminium par du phosphate de calcium avec une efficacité comparable mais sans la moindre toxicité, avant de se faire racheter par une autre firme qui le força à réintroduire le poison… Ou que certains pays étrangers ont imposé à l'industrie pharmaceutique la fourniture de vaccins non adjuvés à l'aluminium, confirmant cette possibilité technique… Ou encore que la plupart des vaccins vétérinaires ont été débarrassés de l'hydroxyde d'aluminium qui provoque des sarcomes chez les chats et des leucémies chez les chiens… Car sachez-le, braves gens, dans notre magnifique civilisation, on oblige les parents à empoisonner leurs enfants avec des vaccins qu'on n'ose même pas injecter à nos animaux de compagnie !

Arrive le jour de l'audience devant la Cour d'Appel. Je n'y suis pas plus présent qu'en première instance. Mon nouvel avocat spécialisé me représente, comme il est d'usage en la matière. Il s'est contenté de reprendre mon mémoire, déjà soutenu la première fois devant le tribunal correctionnel par son collègue. Cette fois, je suis un peu moins serein. Les éléments présentés par le Conseil de Johnny m'ont vraiment remué, faisant naître en moi une incertitude sincère et probablement définitive. Pas encore sur le principe de la vaccination, mais au moins sur certains moyens toxiques utilisés pour améliorer son rendement.

Pendant la période de latence avant la publication du jugement d'Appel, je suis mal à l'aise. Je diffère les vaccins de mes patients ou je demande à mon associé de les effectuer à ma place. Je croise les doigts du matin au soir, ce qui n'est pas pratique pour taper les ordonnances sur mon clavier. Je dors en pointillés, parsemant mes nuits de cauchemars peuplés de juges intransigeants. Je tremble dès que mon portable sonne, dans la crainte d'une mauvaise annonce de la part de mon avocat. Plus le temps passe, plus mes doutes se cristallisent en une funeste conviction.

Finalement, la Cour d'Appel confirme en tous points le premier jugement et valide mon unique argument malgré son évidente et récente fragilité. Je ne fêterai jamais cette victoire amère et ne réclamerai pas plus à Johnny les dommages et intérêts que la Justice l'a condamné à me verser. Je regrette pour lui que son avocat l'ait aussi mal aiguillé dès le départ. Décidément, la réalité est souvent à l'opposé de la maxime prononcée par Balzac. En fait, un bon arrangement vaut mieux qu'un mauvais procès. J'aurais pu l'accompagner dans son labyrinthe médico-judiciaire, attaquer à ses côtés le fabricant cupide, combattre avec lui les pouvoirs publics déshumanisés.

Au lieu de cela, il ne m'a laissé d'autre alternative que de me défendre bec et ongles, aux antipodes de mes nouvelles croyances profondes. Jusqu'à ce verdict ultime proclamant mon innocence et reléguant le jeune homme au rang des multiples victimes anonymes de nos actes manqués. Plus d'une décennie après avoir subi ce vaccin... et à peine six années avant d'en mourir. La procédure judiciaire va en effet s'éteindre définitivement en même temps que le malheureux plaignant.

Alors, désormais je peux le clamer à voix haute ! Oui, Messieurs les censeurs, vous les petits hommes en gris qui méprisez avec une insupportable arrogance les vaccinosceptiques en les traitant d'antivax ; vous qui affirmez qu'un vaccin produit ses effets indésirables dans les 20 jours ou jamais ; vous qui brandissez l'effet nocebo comme la tare indélébile des victimes osant se plaindre... Oui, je vous le dis parce que je l'ai vu de mes yeux... On peut mourir empoisonné par un vaccin. Et plusieurs années après l'injection du produit !

Par la suite, mon regard sur la vaccination s'en est trouvé durablement modifié, nettement plus critique. J'ai éprouvé de plus en plus d'embarras, pour ne pas parler de répugnance, devant les recommandations vaccinales apparues massivement dans les années postérieures à cette triste affaire. D'autant que d'autres informations, qualifiées immanquablement d'infox ou de fake-news par une intelligentsia plus à l'aise pour insulter que pour expliquer, sont venues majorer le trouble des citoyens.

Et le mien...

Des scandales qui sèment le doute

Le moins que l'on puisse dire, c'est que dans notre pays, les gens ont de bonnes raisons d'éprouver du scepticisme sinon de la méfiance vis-à-vis des nouvelles thérapies, particulièrement vaccinales. En premier lieu à cause de nos dirigeants politiques qui furent, au cours des dernières décennies, à l'origine de retentissants scandales sanitaires. Leurs fautes, graves et impunies, sont ancrées dans toutes les mémoires. Difficile de leur conserver une quelconque confiance, surtout en sachant la lenteur de réaction de notre administration pour mettre un terme aux intoxications. Sans compter les délais anormalement longs pour la reconnaissance des effets secondaires et pour l'indemnisation des victimes… quand elles sont reconnues comme telles ! Je ne citerai que quelques exemples, parmi les plus connus du grand public, témoignant d'une vérité assez ignoble : le principe de précaution a été inventé par les responsables politiques pour s'en prévaloir ou le bafouer en fonction de circonstances souvent indépendantes de la santé publique.

Le **Distilbène**, une sorte de pilule utilisée dès 1948 chez les femmes enceintes pour éviter les avortements spontanés, fut prescrite à près de 200.000 Françaises. Il fallut plus de vingt ans pour découvrir que ce médicament agissait en perturbateur endocrinien et induisait des malformations utérines chez les filles de parturientes traitées. Cela provoqua l'arrêt immédiat de la commercialisation du Distilbène aux

États-Unis dès 1971, tandis que la France continua à l'utiliser six années supplémentaires. En 2014, une vaste étude épidémiologique montra que les malformations utérines touchaient les descendantes jusqu'à la troisième génération et que les garçons souffraient eux-aussi d'anomalies génitales avec une fréquence exagérée. De plus, cette enquête révéla que les filles exposées présentaient un risque deux fois plus élevé de cancer du sein ou du col utérin. À ce jour, très peu de victimes ont reçu une compensation financière, laquelle n'atteint le plus souvent que quelques milliers d'euros. Les autres sont déboutées pour le plus cynique des prétextes. Celui de ne pas avoir conservé pendant un demi-siècle le "document source", à savoir l'ordonnance originale faite à la grand-mère…

L'hormone de croissance, ou somatotropine, est sécrétée par une glande de la taille d'un petit pois, l'hypophyse, située au milieu du crâne, en arrière de l'axe formé par le sommet des sourcils et la base du nez. Comme son nom l'indique, elle fait grandir notre corps jusqu'à ce que nous atteignions notre hauteur adulte. Lorsqu'elle est sécrétée en quantité insuffisante, il en résulte une petite taille, voire un nanisme. Pour des raisons variées, certains enfants déficitaires en hormone de croissance ont eu besoin d'injections de somatotropine. Avant l'apparition des méthodes de biologie moléculaire actuelles, l'hormone était issue de la purification d'hypophyses prélevées sur des cadavres. C'est alors que l'on vit apparaitre en 1985, chez des jeunes gens traités, une maladie neuro-dégénérative portant le nom de ses découvreurs, Creutzfeldt et Jakob. Plus tard, cette pathologie fut retrouvée de façon endémique chez les Papous, une peuplade anthropophage de Nouvelle-Guinée qui mangeait ses morts afin de les honorer. Or les femmes uniquement étaient atteintes par l'affection et elles seules ingéraient le cerveau des cadavres, les hommes qui mangeaient les muscles semblant épargnés. Les scientifiques en déduisirent logiquement, dès les années 50, que la maladie de Creutzfeldt-Jakob était contagieuse et qu'on était susceptible de se contaminer à partir du tissu nerveux des cadavres. Ce qui n'empêcha pas l'industrie pharmaceutique de ne tenir aucun compte de ces remarquables travaux ayant valu le prix Nobel en 1976 à leur auteur, Daniel Carleton Gajdusek.

Pourtant on pouvait encore tout arrêter au début des années 1980 lorsqu'on a compris le mode de transmission de cette pathologie. Ni virus, ni bactérie, ni parasite, l'agent infectieux s'appelle un prion. Il s'agit d'une simple protéine naturelle que nous possédons tous en nous. Elle est très présente au niveau des membranes cellulaires, et peut, dans des conditions encore méconnues, adopter une conformation anormale et devenir résistante aux enzymes de dégradation appelées protéinases. Elle a alors tendance à s'accumuler dans le système nerveux central, ce qui entraîne des troubles neurologiques et des lésions cérébrales caractéristiques. Au lieu de tout stopper dès cette découverte, on continua d'utiliser les lots d'hormone de croissance fabriqués à partir de cadavres, même plusieurs mois après la déclaration des cas chez les sujets traités par la somatotropine. À ce jour, près de 120 enfants ont trouvé la mort dans notre pays pour avoir voulu gagner quelques centimètres. D'autres cas continuent de se révéler. Comme d'habitude, le procès s'est ouvert 25 longues années après les faits. Comme d'habitude, les mandarins se sont arc-boutés sur leurs certitudes. Comme d'habitude, les firmes médicamenteuses ont tendu le rideau de fumée. Comme d'habitude, les politiques se sont débinés…

Normalement, on ne devrait pas transfuser du **sang contaminé**... Eh bien en France, si ! On attribue la découverte en mars 1983 du virus responsable du Syndrome d'Immuno-Déficience Acquise, mieux connu sous l'acronyme Sida, au Professeur Luc Montagnier, un éminent chercheur français obligé comme tant d'autres, d'émigrer sous des cieux plus étoilés afin de poursuivre ses travaux. Dès le 4 mai 1983, face aux risques représentés par le VIH, une firme américaine leader dans la production de dérivés sanguins, prend la décision d'exclure préventivement tous les produits non chauffés de sa chaîne de production et procède au rappel des lots hypothétiquement infectés. Trois ans plus tard, en France, on ne chauffe toujours pas les produits sanguins et on n'a pas encore donné son agrément au test de dépistage Élisa, produit par notre labo Pasteur national et déjà utilisé partout ailleurs. Pire, on utilisera jusqu'en 1991 les produits collectés précédemment et non détruits par souci d'économie. Cela alors que les décès des personnes transfusées se multiplient depuis 1987 et que les plaintes s'accumulent depuis 1989.

En 1999, la Cour de Justice de la République, enfantée pour la circonstance afin d'exonérer les Ministres de leur responsabilité pénale, prend un arrêt parfaitement conforme à l'objet de sa création... Les ministres étant des irresponsables, ils ne peuvent pas être coupables ! Pour finir de rassurer tout-le-monde, je rappelle que le premier ministre socialiste de l'époque, directement impliqué dans ce cloaque juridico-administratif, préside aujourd'hui le Conseil Constitutionnel qui vient de valider la politique sanitaire de l'actuel gouvernement et son pass vaccinal. On comprend mieux pourquoi...

L'amiante est à la fois un très bon isolant thermique et un excellent agent cancérogène. D'un côté on en a gavé nos constructions au XXème siècle, avec jusqu'à 150.000 tonnes par an dans les années 70. De l'autre on a très vite pris conscience de ses dégâts avec le refus, dès 1910, par les compagnies d'assurance, de couvrir les travailleurs de l'amiante. Le genre de signe prémonitoire que l'on devrait surveiller plus attentivement… En 1955, un médecin britannique, le Docteur Richard Doll a établi pour la première fois un lien entre cette fibre naturelle et le cancer du poumon. Pourtant, malgré l'amoncellement des preuves et la litanie des victimes ou de leurs associations représentatives, il fallut encore attendre plus de 40 ans pour obtenir l'interdiction de ce matériau sur le territoire national. Ce retard à l'allumage si spécifique à notre bureaucratie trouve ici deux singularités supplémentaires. D'une part la longue période de latence de deux à quatre décennies avant l'apparition de fibrose pulmonaire, de mésothéliome pleural ou de néoplasme broncho-pulmonaire. D'autre part, la toute-puissance du Comité Permanent Amiante, un lobby composé d'industriels ayant réussi à attirer en son sein des scientifiques et des représentants des pouvoirs publics. Comme quoi, il n'y a pas que Big Pharma qui sache mettre la pression…

Depuis la première plainte en 1996, les décisions de non-lieu se sont enchaînées. Certes un fonds d'indemnisation a été mis en place, mais avec 3000 décès annuels et la barre des 50.000 morts franchie à l'horizon 2025, la mesure parait dérisoire. Alors l'une des nombreuses associations de victimes vient de lancer une citation à comparaître comme on jette une bouteille à la mer. Avec l'espoir d'obtenir enfin le procès attendu depuis 25 ans. Mais probablement un vœu pieux, l'administration ayant tout intérêt à faire trainer les choses. Elle sait mieux que personne que l'on n'indemnise pas les macchabées.

Nous avons été de nombreux médecins à prescrire le **Mediator**. Le laboratoire Servier, par la voix rassurante de ses séduisantes visiteuses, nous avait vanté ses qualités hypolipémiantes sur les triglycérides. L'une des graisses circulant dans le sang, surtout chez les personnes ayant une appétence pour le sucre. Il se trouve que c'était mon cas. J'en ai donc absorbé quotidiennement en auto-prescription pendant environ trois ans. Ce qui atteste, s'il en était besoin, la totale obscurité de l'information médicale transmise par l'industrie pharmaceutique aux médecins. Je n'ai jamais ni participé aux manifestations ni associé mon nom aux procédures des class action. J'avais trop peur de croiser dans les cortèges mes propres patients parmi les victimes...

Bien sûr, certaines vertus anorexigènes m'avaient été signalées comme potentiellement utiles aux adeptes du grignotage. Mais on m'a surtout caché, avec une habileté diabolique, que ce produit constituait une sorte de remake de **l'Isoméride,** un coupe-faim mis sur le marché en 1985 par la même boutique Servier, et retiré le 15 Septembre 1997, après la découverte de complications à type d'hypertension artérielle pulmonaire et d'anomalies des valvules cardiaques. Exactement les mêmes que celles entraînées par le Mediator et responsables de centaines de morts supplémentaires. En d'autres termes, les gestionnaires du laboratoire Servier, avec la complicité des pouvoirs publics, ont délibérément tué ou handicapé définitivement des milliers de patients innocents. Cela en parfaite connaissance des méfaits induits par l'utilisation d'un produit similaire à celui qu'on leur avait fait retirer auparavant. Et leur capacité de nuisance se poursuivrait probablement de nos jours sans le courage et la ténacité d'une pneumologue Brestoise...

C'est à la persévérance d'une autre lanceuse d'alerte, perpignanaise celle-là, que l'on doit la remise en question d'un antiépileptique très ancien, la **Dépakine**. La molécule en cause, le valproate de sodium, a été beaucoup prescrite, initialement comme anticonvulsivant puis dans les troubles bipolaires. Bien que mis sur le marché dès 1967, il faudra là encore attendre des décennies pour officialiser les dégâts causés par ce produit chez les femmes enceintes. On estime, selon les études, que le nombre d'enfants handicapés se situe entre 15.000 et 30. 000, les lésions étant essentiellement représentées par des malformations congénitales et des troubles neurodéveloppementaux comme l'autisme. En 2017, le laboratoire Sanofi a commémoré le cinquantième anniversaire de son médicament avec, pour cadeau, une condamnation pour "manquement à son obligation de vigilance et d'information". L'Agence nationale de sécurité du médicament et des produits de Santé (ANSM) a participé à la petite fête en annonçant sa mise en examen pour "blessures et homicides involontaires par négligence". Gageons que cette légère contrariété n'empêchera ni Sanofi, ni l'ANSM de dormir sur leurs deux oreilles.

À l'instar de la firme Merck qui ne s'est pas gênée pour bidouiller son célèbre **Levothyrox** sans avertir personne afin de le rendre plus tolérable par les Asiatiques. Et cela avec la collaboration zélée de l'ANSM. J'ai raconté cette aventure comico-tragique dans le premier tome de mes "Confidences" sur la thyroïde. Je n'y reviens donc pas, sinon pour rappeler que cette sordide affaire a provoqué 17.000 signalements d'effets indésirables graves dont 19 décès. Ce qui ne gêna nullement les juges de première instance, lesquels déboutèrent les parties civiles de leurs plaintes légitimes avant que la Cour d'Appel ne module cette décision inique en accordant un petit bakchiche aux malheureuses victimes.

Je n'ai pas la place dans ce livre au format volontairement restreint pour détailler d'autres affaires plus anciennes ou moins médiatisées mais tout aussi cruelles pour leurs victimes. J'évoquerai simplement le **Thalidomide**, un antinauséeux donné dans les années 1950 aux femmes enceintes dont on découvrit ensuite qu'il était responsable chez leurs enfants de malformations congénitales à type de phocomélies, leurs mains ou leurs pieds prenant racine directement sur l'épaule ou la hanche. Je citerai également le **Lomidine**, une poudre censée prévenir la maladie du sommeil et injectée à mes millions d'Africains dont beaucoup moururent des suites de gangrène gazeuses avant que le produit ne soit enfin retiré et le dossier archivé par le pouvoir colonial à des fins d'oubli. Je mentionnerai encore le **Vioxx**, un anti-inflammatoire prescrit pour les douleurs articulaires qui aurait provoqué, selon la FDA, 160 000 crises cardiaques et attaques cérébrales et au moins 26 000 décès, rien qu'aux États-Unis. Il faudra d'ailleurs m'expliquer pourquoi Merck a été contraint de retirer précipitamment ce médicament du marché en 2004 et que son cousin de la même famille des coxibs, le **Celebrex**, est toujours commercialisé actuellement alors que des études, en particulier néo-zélandaises ont démontré la même toxicité cardio-vasculaire... Peut-être parce que son fabricant s'appelle Pfizer ?

Les soignants savent tout cela et on peut concevoir leur pusillanimité, voire leur réticence, à l'égard de certains vaccins. Quand un professionnel de santé joue les lanceurs d'alerte, cela se retourne immanquablement contre lui. D'abord les pressions, puis les menaces, et enfin le passage à l'acte. Les salariés se font virer, les libéraux suspendre, voire radier. J'en sais quelque chose...

Si quelques affaires sortent sur la scène publique, c'est grâce aux *class action* mises en place par les associations de victimes, appuyées par des avocats obstinés, et relayées par des journalistes téméraires. En face, l'industrie pharmaceutique représente la puissance absolue, le lobby incontournable, le premier pouvoir financier mondial, surtout dans son duo infernal avec l'agro-alimentaire. Même l'OMS censé guider l'action sanitaire mondiale est financée à 80% par des fonds privés, la rendant intégralement dépendante... de Big Pharma !

Une histoire jalonnée de coups fourrés

Malheureusement, en matière de vaccins aussi, les coups tordus de certains dirigeants politiques se sont enchainés au cours des dernières décennies. Peut-être même plus chez nous qu'ailleurs au point de soulever peu à peu l'incompréhension dans les rangs du public, puis l'inquiétude, le doute et finalement le rejet. Il faut bien reconnaitre que si le principe de base de la vaccination semblait rassurant et l'objectif humanitaire des chercheurs plutôt louable au début, très vite les intérêts commerciaux se sont invités dans le débat, ce qui a quelque peu changé la donne.

L'épidémie, une crainte ancestrale

Depuis l'Antiquité jusqu'à la découverte des microbes au 19ème siècle, les épidémies sont apparues comme un signe de la colère divine et une punition des méfaits des hommes. Longtemps qualifiées de "pestes" par assimilation aux calamités ayant marqué nos civilisations, elles se sont succédées au fil des siècles. Si la grande peste ou "peste noire" a totalement désorganisé la société moyenâgeuse, faisant disparaître à l'époque la moitié de la population européenne soit 25 millions de personnes, d'autres correspondant à la variole, au typhus ou au choléra, firent aussi des dégâts considérables.

Logiquement, l'être humain a toujours cherché à se prémunir contre ces terribles fléaux. Ainsi la prévention de la variole fit l'objet des toutes premières tentatives d'immunisation. Au 18ème siècle, les Chinois effectuaient une "variolisation" en faisant porter aux habitants des vêtements de malades ou en leur introduisant dans les narines du contenu de pustules varioleuses. Simultanément, en Turquie, on pratiquait des incisions sur les bras avant d'y déposer du pus prélevé chez des sujets infectés. Les personnes qui survivaient, pas forcément les plus nombreuses, restaient indemnes en cas d'épidémie. En fait, cette variolisation ne faisait qu'anticiper la pathologie en contaminant des gens jeunes et en bonne santé, avec une issue probablement plus favorable qu'en période pandémique.

Cependant le procédé restait trop aléatoire. Or, à la même époque en Angleterre, le peuple rural avait constaté qu'une affection bovine, la vaccine, qui provoquait sur les pis des vaches l'apparition de pustules similaires à celles de la variole, se transmettait aux mains des trayeuses. Lesquelles ne faisaient jamais de variole. Un médecin anglais nommé Jenner reprit à son compte cette observation populaire pour effectuer une sorte de "variolisation" en douceur en inoculant le contenu d'une pustule de vaccine d'une fermière chez un pauvre gamin de 8 ans qui eut l'honneur d'être le premier cobaye infantile. Bien avant ceux des temps modernes... Contaminé ultérieurement par la variole, le bambin en réchappa. Le Britannique devint ainsi le premier scientifique à expérimenter un geste préventif auquel on donnera le nom de "vaccination" en référence à la pathologie vétérinaire originelle. Une fois de plus, messieurs les anglais avaient tiré les premiers. Un siècle avant Pasteur... De quoi en attraper la rage ! Heureusement qu'on continue invariablement à attribuer dans les écoles élémentaires la paternité de cette géniale invention à notre savant national.

La méthode conçue par Jenner suscita un engouement planétaire à la hauteur de l'angoisse crée par les ravages varioleux. Dès 1802, le procédé s'utilisait partout en Europe et avait été exporté aux Etats-Unis et en Inde. En 1805, il était déjà mis en pratique en Amérique du Sud et en Extrême-Orient. Un enthousiasme universel. La Terre entière voulait se faire "vacciner". Et tout cela gratuitement ! L'inaccessible fantasme humanitaire s'est réalisé il y a déjà deux siècles. Une mondialisation caritative avant l'heure. De quoi filer des pustules aux représentants actuels de l'industrie médicamenteuse qui conservent si égoïstement leurs brevets et collectionnent les milliards sur le malheur des autres.

De l'arrivée des vaccinations obligatoires...

Pourtant, très vite, l'exaltation des esprits laissa la place aux premiers doutes de l'histoire vaccinale. Il est intéressant de noter que ce qui mit le feu aux poudres fut l'instauration en Angleterre en 1853 de la toute première vaccination obligatoire pour les enfants. Les opposants invoquèrent des "motifs religieux", le "danger" d'injecter des produits issus d'animaux, ou encore une "atteinte aux libertés individuelles". Tiens, tiens ! Les insulaires d'Outre-Manche manifestaient déjà des réticences semblables aux nôtres et exposaient des craintes comparables. En tout cas, leurs dirigeants semblaient moins obtus car une "clause de conscience" fut introduite dans la loi britannique en 1898 et renforcée quelques années plus tard pour permettre aux récalcitrants de se soustraire à l'obligation vaccinale. Au moment précis où la France décidait, au contraire, de rendre le vaccin antivariolique obligatoire.

Cependant, les premières vaccinations proposées aux populations furent globalement les bienvenues. Tout-le-monde avait apparemment une confiance aveugle dans les nouveaux vaccins et les appelait de ses vœux. Même en échange de quelques désagréments qui paraissaient mineurs en regard des avantages attendus. Par analogie avec le domaine militaire, on utilisa dès le début le terme de "campagne vaccinale" pour désigner l'organisation autoritaire et systématisée des vaccinations sur un territoire. Avec toutefois une différence notable, l'absence de difficulté à mobiliser les conscrits, tous volontaires pour s'engager ou se réengager.

La forte adhésion populaire à ces vaccinations résultait de plusieurs éléments. D'abord elles permettaient d'éviter les fléaux épidémiques qui, en ce temps-là, tuaient encore massivement, mutilaient les survivants en leur laissant des séquelles incapacitantes. Inutile en ce temps-là d'affoler délibérément les populations pour les motiver, ni de leur communiquer tous les jours à heure fixe des statistiques alarmantes. Ensuite chaque vaccin était effectué isolément et on laissait aux individus un temps de récupération suffisant avant d'en faire un autre. En outre, cela évitait les interactions qu'on ne maitrisait pas plus à cette époque qu'aujourd'hui. Et surtout, la méthode paraissait naturelle puisqu'on se contentait d'atténuer le germe ou de le tuer sans ajout d'adjuvant métallique ni contamination extérieure.

Si bien qu'après la variole se succédèrent les sorties de nouveaux vaccins, indiqués dans des maladies bien identifiées par les gens, et donc parfaitement justifiés à leurs yeux. De la fin du 19ème siècle jusqu'au milieu du 20ème, on vaccina contre la rage, le choléra, la typhoïde, la tuberculose, la diphtérie, le tétanos et la poliomyélite. Dans les années suivantes, ces maladies se sont progressivement raréfiées, selon les uns grâce aux politiques vaccinales, d'après les autres suite à la potabilité de l'eau, à l'amélioration de l'hygiène, et aux progrès de l'assainissement.

Curieusement, plus les épidémies disparaissaient et plus leur prévention par la vaccination devint obligatoire. Ce fut le cas de la diphtérie en 1938, du tétanos en 1940, de la tuberculose en 1950 et de la poliomyélite en 1964, qui s'ajoutèrent à la vaccination antivariolique imposée par la Loi depuis 1902. Au milieu des années 60, cinq vaccins avaient été inscrits dans le carnet de vaccination légal des Français. Jusqu'à l'âge de 16 ans, ils recevaient ainsi une douzaine d'injections en incluant les rappels.

... à la naissance des premiers doutes !

Jusque-là, ni véritable tapage, ni suspicion de grande ampleur. Rien n'avait réellement entravé l'expansion vaccinale. Certes quelques nuages s'étaient formés assez précocement dans le ciel d'azur de ce paysage idyllique. Des bruits de couloir au sujet de morts dues aux vaccins, des rumeurs sur des cas étranges de vaccinés atteints par la maladie alors que des non-vaccinés avaient été épargnés. Des comités d'opposants aux vaccinations furent créés çà et là. Des sceptiques considérés déjà comme des aigris, des amers, des jaloux… Notre cher Pasteur n'avait-il pas déjà essuyé de terribles attaques de détracteurs lui reprochant sa méthode novatrice ? La presse n'hésitait d'ailleurs pas à reprendre copieusement dans ses colonnes les propos d'antivaccins pointant les incohérences supposées de la méthode du chimiste devenu microbiologiste. On ne parlait pas encore de complotisme mais les méthodes pour écraser dans l'œuf toute velléité de rébellion ou de simple contradiction utilisaient par anticipation les mêmes ressorts qu'aujourd'hui.

Puis au début des années 70, on observa un étonnant changement de paradigme. Des campagnes de vaccination d'un nouveau type apparurent. Au lieu de s'attaquer à des maladies graves en espoir d'éradication, elles concernaient des pathologies plus fréquemment rencontrées que les précédentes mais portant une connotation plutôt bénigne dans nos contrées, pour ne pas dire anodine. Il s'agissait de la coqueluche, de la rougeole, des oreillons, de la rubéole et de la grippe.

Dans les pays industrialisés de l'hémisphère nord, les conditions de vie des enfants se différenciaient sensiblement des situations hygiéniques et nutritionnelles dramatiques rencontrées ailleurs. Les pathologies dites "infantiles" ne faisaient guère de gros dégâts à l'intérieur de nos frontières. Nous autres, médecins ruraux, connaissions alors sur le bout des doigts les durées des différentes phases infectieuses de l'incubation à la cicatrisation. Nous rédigions tous les certificats imposés par notre sourcilleuse Administration : de contagion et de non-contagion, d'éviction scolaire et de retour à l'école. Nous n'hésitions pas à favoriser la contagiosité en obligeant les frères et sœurs à rester à la maison pour se contaminer entre eux dans une sorte de vaccination aérienne ou par contact. Indolore, efficace, gratuite... et surtout à vie. À la différence de la protection vaccinale nécessitant plusieurs rappels et différant l'apparition de la maladie jusqu'à l'âge adulte... Bien plus grave !

C'est dire notre surprise quand on nous a fait savoir que nous étions des gros nuls. Nous n'avions même pas remarqué que la coqueluche favorisait les apnées chez les petits de moins de 5 ans et que la rougeole tuait les enfants par milliers autour de nous. Nous ignorions que les oreillons chez les garçons post-pubères induisaient à tous coups une stérilité. Nous n'avions pas compris qu'il fallait absolument vacciner les filles contre la rubéole dès la naissance en prévision de leurs grossesses futures.

On nous a donc chaudement recommandé de mettre nos horloges à l'heure et d'intégrer dans notre agenda le "nouveau" calendrier vaccinal. Celui que Big Pharma vend chaque fin d'année dans les chaumières de nos gouvernants pour leurs étrennes. Si bien qu'au crépuscule des années 70, nous nous sommes retrouvés avec une quantité de plus en plus impressionnante de vaccins à injecter dans les premières semaines de vie des bambins. Cinq seulement étaient obligatoires, et tous les autres non. Au grand dam des laboratoires qui voyaient avec regret somnoler sous nos blocs à ordonnances les profits somptueux qu'ils escomptaient.

Alors, comment forcer la main des médecins et de leurs patients, sans trop en avoir l'air... quand on n'a pas encore inventé le pass vaccinal ? Comment faire injecter à une population sans son accord des millions de doses vaccinales aussi onéreuses qu'inutiles ?

Première méthode, toute simple, qui a parfaitement marché pendant des années... Mélanger les vaccins optionnels avec les obligatoires ! Tous les barmen vous le confirmeront : une fois le cocktail passé au shaker, impossible de retirer l'un des ingrédients. On nous a donc pondu deux mixtures. D'un côté le Tetracoq où la coqueluche avait été rajoutée à l'obligatoire DTPolio et de l'autre le ROR associant au vaccin contre la rougeole, chaudement recommandé, ceux plus discutables contre les oreillons et la rubéole.

Tout cela assorti d'une propagande énorme sur les risques à ne pas se faire vacciner, le matraquage étant effectué comme d'habitude sur la base de chiffres pour le moins exagérés présentés par des experts rémunérés directement par les fabricants. Sous l'œil bienveillant des autorités de Tutelle convaincues d'agir pour le bien public. La couleuvre fut tant bien que mal avalée, et, pendant quelque temps, les nourrissons reçurent donc un total de neuf vaccins dont seule une moitié imposée par la Loi.

Les vieux vaccins au rencart

Tandis qu'apparaissaient des nouveaux vaccins qui se distinguaient plus par leur prix élevé qu'une utilité démontrée, les anciens se faisaient surtout remarquer par leur technique d'inoculation assez archaïque et relativement algique. En outre, leur faible coût chatouillait désagréablement la susceptibilité des actionnaires des groupes pharmaceutiques. Par conséquent, il fallait s'en débarrasser pour faire de la place à d'autres piqûres dans les fesses des bébés.

Le premier à se voir retiré de la boutique fut **l'antivariolique**. Officiellement faute de combattants. Plus de malade, plus de vaccin. Hip, hip, hip, hourra ! L'applaudimètre explosa, tant chez les médecins qui détestaient cette douloureuse scarification que chez les parents des nourrissons qui la subissaient. Je crois me rappeler avoir été jusqu'à sabler le champagne… Sans remettre en cause l'apport de la vaccination dans l'éradication de ce fléau, certains éléments ne sont venus à ma connaissance que bien plus tard. J'ignorais par exemple en cette année 1984 que la maladie avait en fait disparu depuis une dizaine d'années, que les derniers morts de la variole étaient décédés suite au vaccin, que la France avait supprimé l'obligation vaccinale cinq ans après la plupart des pays développés, et surtout que quelque chose de beaucoup plus inquiétant allait se produire. La menace présumée d'une prochaine guerre bactériologique susceptible de mettre en circulation le virus varioleux amena en 2002 le gouvernement des États-Unis à envisager de reprendre la vaccination de sa population. Mais auparavant il programma en urgence l'immunisation des troupes américaines. Cependant, la crainte de de provoquer à nouveau les encéphalites post-vaccinales mortelles qui avaient grevé les campagnes précédentes, poussa les médecins à utiliser une technique différente avec un virus atténué par dilution. Après un rapide essai clinique, on entreprit de vacciner massivement les soldats américains. On estima les conséquences délétères à un décès et une quinzaine d'accidents graves par million de personnes vaccinées. Beaucoup trop, selon l'administration Bush qui, d'une part, renonça à étendre cette vaccination à la totalité de la population américaine, et, d'autre part, instaura des mesures de compensation financière pour les victimes du vaccin. On découvrit à cette occasion les nombreuses complications, soigneusement camouflées à la population, que cette vaccination avait déclenchées au cours de ses deux siècles d'existence.

Depuis son invention en 1921 par deux chercheurs pasteuriens français Calmette et Guérin dont il porte les initiales, le **BCG** a connu plus de hauts et de bas que l'ascenseur de la Tour Eiffel. Non seulement sa fabrication par atténuation du bacille tuberculeux sur une culture de pommes-de-terre glycérinées additionnée de bile de bœuf nécessitait beaucoup de temps, mais son efficacité s'est avérée pour le moins aléatoire. Probablement en raison de la technique d'inoculation, plus proche de la boucherie artisanale que du vaccinodrome moderne. Je me rappelle, à l'époque où j'occupais un poste d'interne dans la plus grande maternité de ma ville, comment s'opéraient les séances de vaccinations en série. On me présentait les bébés de moins de huit jours en rang d'oignons, comme des poulets élevés en batterie. Une infirmière les positionnait l'un après l'autre sur le côté. Je procédais d'un geste rapide à une scarification superficielle à l'aide d'une petite plume sur le deltoïde gauche avant de déposer une goutte de la solution vaccinale. En fonction du degré variable de gesticulation du nouveau-né, la griffure du stylet était plus ou moins profonde. Or il fallait griffer suffisamment la peau sans toutefois faire saigner sous peine d'inefficacité dans le premier cas et d'effets secondaires marqués dans le second. Par la suite, la technique fut améliorée par l'utilisation d'une bague plus pratique.

Le contrôle était réalisé des années plus tard par le biais d'une cuti-réaction à la tuberculine le plus souvent négative. En effet, rares étaient les enfants ayant "viré leur cuti" selon l'expression populaire lors de l'entrée en primaire. Toutefois, bien qu'étant en principe indispensable, la revaccination par le BCG adoptait souvent une forme d'application à géométrie variable, selon la bonne volonté et les convictions de chacun. "Ne pas insister" résume l'attitude la plus répandue en cas de cuti-réaction négative à deux reprises.

Tandis que de nombreux pays européens abandonnaient le BCG, la France a longtemps maintenu l'obligation vaccinale contre vents et marées. Probablement plus par affection patriotique et reconnaissance nationale que par certitude scientifique. Cela a incontestablement participé à la naissance de la défiance, tant dans les familles que chez les soignants. "Quand c'est flou, c'est qu'y a un loup" se disait-on avec ce bon sens populaire qui fait tant défaut à nos bureaucrates. En effet, notre bien-aimée Administration enfila en 2007 une perle supplémentaire à un collier déjà si long qu'on aurait pu faire trois fois le tour du cou. Elle nous annonça que le BCG n'était plus obligatoire chez les enfants "sauf ceux à risque". Débrouillez-vous avec ça messieurs-dames ! Comme stigmatisation socio-sanitaire, on a rarement fait mieux. Immigrés, maghrébins, enfants de ces pays, tendez vos bras meurtris, on va vous vacciner... pour nous protéger.

Dans le même temps, changement de technique. La bague ayant été supprimée pour des raisons assez opaques, passage à l'intradermique, c'est-à-dire à l'injection juste sous la couche superficielle du derme. Pas moins parce qu'on est dehors, pas plus parce qu'on est en sous-cutané. Un travail de précision microscopique. À peu près aussi facile à exécuter sur un bambin qui braille que d'introduire un fil à coudre dans le chas d'une aiguille sur un cheval de rodéo. Alors bien sûr les ennuis ont atterri en escadrille. *Bécégite* qu'on nous a dit, en ajoutant que c'était bénin. Mais allez expliquer d'un ton blagueur à des parents paniqués qu'il s'agit d'un petit abcès de rien du tout et que le gros ganglion sous le bras finira bien par disparaitre un jour...

Et ce n'était pas tout ! Maintien de l'obligation vaccinale pour les professionnels de santé avec une procédure de contrôle absolument hors-sol. Pour travailler dans le domaine des soins, tout salarié ou étudiant devait passer un tubertest, une intradermoréaction ayant succédé à la cuti. Théoriquement, en cas de négativité, nous devions refaire la vaccin, Problème : pas plus de BCG dans les officines des pharmaciens que de professionnel de santé dans les campagnes françaises. On nous fit alors savoir que tout cela n'avait pas la moindre importance puisque, de toute façon, le vaccin ne servait à rien. Il fallut cependant attendre 2019 pour que sorte enfin le décret levant définitivement l'obligation vaccinale en matière de tuberculose. En précisant, pour l'anecdote, qu'il s'agissait du 1er avril… Clin d'œil au parcours pour le moins atypique de ce vaccin souvent contesté.

Finalement la tuberculose s'est assez rapidement raréfiée dans les pays développés. Probablement plus, d'après les épidémiologistes, grâce aux progrès de l'hygiène et à l'amélioration de l'habitat que suite à une réelle efficacité vaccinale, sans oublier la plurithérapie antibiotique. Les logements nettement plus salubres et lumineux avec de nouvelles possibilité d'aération ont, semble-t-il, beaucoup apporté au combat contre cette terrible maladie. Dont il faut rappeler qu'elle tue encore chaque année plus d'un million de personnes dans le monde… malgré la vaccination. Je soulignerai cependant, à l'intention des éventuels nostalgiques du BCG, que ce vaccin est utilisé, avec de bons résultats, en instillation locale dans le cancer de la vessie.

Alerte ! L'antipolio serait cancérigène

Son matricule inquiète… SV40. Ainsi numéroté car il correspond au quarantième virus identifié chez le singe. Mais à l'inverse de tous ceux qui l'on précédé, il s'est taillé l'un des palmarès les plus impressionnants parmi les tueurs en série, avec la complicité de Big Pharma et de son aéropage scientifico-politique. Son histoire, tout-à-fait extraordinaire, aurait dû, dans un autre monde, sonner le glas de la vaccination…

En 1955, un chercheur américain, le Dr Jonas Salk, offre à ses congénères terriens un vaccin contre la **poliomyélite**, un fléau mondial qui tue encore chaque année à l'époque des milliers de personnes. À peine cinq ans plus tard, Bernice Eddy, une chercheuse du National Institutes of Health observe que le vaccin Salk est contaminé par un virus issu des tissus rénaux de singes asiatiques utilisés dans sa fabrication. Or ce microbe se révèle carcinogène chez les animaux de son laboratoire qui développent des sarcomes directement au site d'injection. Informés, ses supérieurs ordonnent aussitôt à la salariée de taire sa découverte mais Bernice en parle lors d'une conférence sur le cancer. Ce qui lui vaudra d'être démise de ses fonctions et interdite de laboratoire. Simultanément, l'agence américaine de santé publique demande, dans la plus grande discrétion, aux compagnies pharmaceutiques de débarrasser le vaccin de cet intrus baptisé entretemps SV40. Cependant l'agence n'exige pas le rappel des stocks déjà en circulation, lesquels seront encore commercialisés deux années supplémentaires... Les pays changent, les dirigeants alternent, mais les conduites restent aussi abjectes !

Finalement il faudra la publication fin 1962 du rapport alarmiste d'Harvey Schein, du département de bactériologie et d'immunologie du Centre Médical de l'Hôpital pour Enfants de Boston, laissant clairement entrevoir l'ampleur de la catastrophe en évoquant "l'accroissement considérable des leucémies de tous types chez l'enfant" suite au vaccin Salk pour que soit décrétée la suspension immédiate de sa commercialisation.

Mais la tragédie ne s'arrête pas là... Depuis lors, les propriétés cancérigènes de ce virus ont été régulièrement mises en évidence dans le silence médiatique et l'indifférence des institutions médicales. De nombreux travaux ont confirmé la cancérogénèse imputable au SV 40. Celui-ci possédant une remarquable résistance aux agents physico-chimiques et étant capable de se répliquer dans les cultures de cellules de reins de singes rhésus, le SV40 a pu conserver sa virulence dans les doses de vaccins et donc son pouvoir carcinogène.

Le vaccin Sabin qui a succédé au Salk a continué de poser le même problème.

En 1973, la note s'est haussée d'un demi-ton. Le dièse fut apporté par le Dr Heinonen qui avait effectué des recherches sur le taux de cancer des enfants dont les mères avaient été vaccinées contre la polio au cours de leur grossesse entre 1959 et 1963. Il démontra que le taux de tumeurs cérébrales était treize fois plus élevé chez les enfants nés de mères vaccinées que chez les autres. Cerise sur le cerveau, on retrouvait une forme dérivée du SV 40 dans les tumeurs. En 1994, Michaele Carbone et son équipe mirent en évidence la présence du SV 40 d'origine vaccinale dans près des deux-tiers des cas de mésothéliomes observés, en particulier chez des jeunes de moins de 20 ans et des enfants peu susceptibles d'avoir été exposés à l'amiante. Les mêmes chercheurs publièrent en 1996 une autre étude mettant en évidence la présence de ces mêmes séquences de SV 40 dans un tiers des ostéosarcomes et dans 40 % d'autres tumeurs osseuses.

Il parait que la France n'est pas concernée par ce problème grâce à une méthode simple de double inactivation qui permet d'éliminer le SV40… Ouf ! Heureusement que chez nous, si on n'a pas de pétrole, on a des idées ! Il semblerait aussi que l'éradication de la poliomyélite, malencontreusement différée pour cause de Covid, soit néanmoins pour très bientôt. Probablement ailleurs, car dans notre pays, la maladie a disparu depuis longtemps. On vient pourtant, à tout hasard, de prolonger l'obligation vaccinale.

Rassurez-vous, le SV40 a encore de beaux jours devant lui. Il est tellement puissant pour cancériser les tissus qu'on continue à l'utiliser pour "immortaliser" les cultures cellulaires. Ce verbe romantique signifie que, sous l'effet du virus, les cellules se multiplient indéfiniment, comme si elles devenaient immortelles. D'où son emploi dans le bricolage génétique. Le SV40 a ainsi permis en 1972 à un certain Paul Berg de créer le premier OGM.

On retrouve même des adénovirus de chimpanzé dans le bidouillage des vaccins contre la Covid, dont je parle un peu plus loin.

On utilise toujours les reins de singes en culture pour les vaccins alors qu'ils sont très fréquemment infectés par divers virus pathogènes pour l'Homme. Pour l'anecdote et selon toute vraisemblance, l'apparition du Sida pour la toute première fois en Afrique correspond très exactement au périmètre d'une campagne de vaccination antipoliomyélitique. Le Virus d'Immunodéficience Simienne se serait transmis aux humains à partir de préparations infectées de reins de chimpanzés via le vaccin fabriqué sur place dans des conditions hygiéniques douteuses, puis adapté en se transformant en VIH. Cette théorie, indépendamment des thèses complotistes plus ou moins délirantes, semble faire actuellement l'unanimité dans le monde scientifique et médical.

Le début des grandes manœuvres

Ainsi, à l'aube des années 1980, si l'on excepte le BCG dont personne n'a jamais compris s'il était obligatoire ou pas, les seuls vaccins auxquels les Français devaient impérativement se soumettre se présentaient dans une seule seringue communément désignée sous le patronyme de **DTPolio**. Avec déjà la complicité des pouvoirs publics, les fabricants avaient réussi à y rajouter la **coqueluche**.

Immédiatement les vaccinateurs, auxquels j'appartenais, ont remarqué la très forte réaction, tant sur le plan local que général, succédant à l'injection du Tetracoq par rapport au DTPolio seul. Je me souviens en particulier du nombre alarmant de crises convulsives que mes confrères et moi avons constatées chez nos très jeunes patients. Nous sommes donc rapidement revenus au triptyque de base, d'autant que les homéopathes avaient toujours dénoncé la nocivité du vaccin anticoquelucheux, en certifiant maitriser la coqueluche à la perfection avec des doses de *Pertussinum*.

Bien que de très nombreux effets indésirables aient été rapportés aux centres régionaux de pharmacovigilance ou aux fabricants entre 1986 et 1991, on nous répondit que nous n'étions qu'un peuple de nunuches affligés d'une progéniture trop douillette. Il devait malgré tout y avoir un sérieux problème car peu après, le vaccin à germe entier a été remplacé par un vaccin acellulaire pour "une meilleure tolérance". Et surtout un prix considérablement plus élevé. Un changement de composant opéré en catimini, sans prévenir personne, et avec le total soutien ministériel… comme d'habitude !

Les laboratoires pharmaceutiques ne sont pas plus idiots qu'altruistes. Ayant constaté que tout leur était autorisé dans notre pays, ils ont insisté dans l'enfonçage du bouchon. En l'occurrence, du piston dans la seringue. Et nous avons vu progressivement de nouveaux produits intégrer le calendrier vaccinal. À notre grande surprise, tant leur utilité nous paraissait inversement proportionnelle à leur coût.

Je découvris comme cela qu'une bactérie joliment baptisée **Haemophilus Influenzae de type B** semblait manifestement plus répandue que je n'aurais pu l'imaginer dans mes rêves les plus fous. Circonstance aggravante, si la bestiole restait le plus souvent discrète, il lui arrivait parfois d'être plus agressive. Surtout chez les enfants de moins de cinq ans, dont on fit savoir aux parents que leur progéniture risquait carrément la méningite. Rien de tel que prononcer le mot le plus craint parmi les maux pour déclencher la panique chez les masses laborieuses. Dans la foulée, les fabricants, ces bienfaiteurs de l'humanité, nous rajoutèrent le cinquième élément. Même sans l'avoir appris au collège, tout-le-monde savait maintenant compter en grec. Tetra, penta… Pourquoi pas hexa tant qu'on y était ? Eh bien oui, on y parvint. Après un scandale retentissant aux conséquences irrécupérables.

L'affaire du vaccin contre l'hépatite B

L'Histoire étant un éternel recommencement, cette campagne ubuesque préfigurait exactement ce qui se passerait trente ans plus tard avec la Covid. Tous les ingrédients de la recette préférée des actionnaires de Big Pharma s'y retrouvaient déjà. La propagande alarmiste mondiale, les statistiques bidouillées, les conflits d'intérêts écœurants, l'obligation vaccinale aberrante, et à la fin, les profits faramineux du cartel pharmaceutique. Celles et ceux qui, comme moi, ont vécu cette période de l'intérieur, en ont gardé à jamais un arrière-goût désagréable, mélangeant amertume et appréhension. Et désormais un droit de légitime défiance…

Au début des années 90, le vaccin contre l'hépatite B peine à se vendre, la cible visée, essentiellement les héroïnomanes, n'étant pas assez vaste pour remplir les caisses des deux labos le produisant, l'un américain, l'autre français. Par l'un de ces accords secrets que la populace n'a pas à connaitre, les gouvernements des pays occidentaux les plus industrialisés décidèrent d'élargir la vaccination à l'ensemble de leurs administrés, singulièrement les adolescents et adultes jeunes. En France, le ministre de la Santé diffusa alors des statistiques aussi affolantes que mensongères, n'hésitant pas à multiplier par cinq le nombre des morts par hépatite aigue et celui des invalides. Dans le même temps, l'équivalent du Conseil Scientifique égrenait des fausses informations comme le fait que la maladie se transmettait autant par la salive que par le sang, et qu'il suffisait de boire au même goulot pour déclencher un cancer du foie. Encore bêtement confiants à l'époque dans la parole des pouvoirs publics, mes collègues et moi tombâmes dans le panneau et participâmes à la plus grande escroquerie sanitaire... du 20ème siècle ! Des millions de personnes vaccinées par contrainte dont de pauvres collégiens que j'allais, armes à la main, débusquer personnellement au sein même de leurs établissements.

Alors commencèrent à circuler des anecdotes inquiétantes. Des états de fatigue prolongée, des maux de tête, des réactions allergiques graves, des polyarthrites, des vascularites, et principalement des neuropathies périphériques, en particulier des scléroses en plaques. En quatre ans, les déclarations se sont accumulées, les dossiers empilés sur les bureaux de pharmacovigilance. Et pas seulement chez nous, peuple universellement reconnu pour sa pusillanimité, mais aussi chez nos voisins européens, jusqu'aux États-Unis. Bien sûr, on nous servit d'abord la sempiternelle ritournelle : "aucune relation ne peut être établie". Puis, devant l'ampleur grandissante de la contestation et le désastre de la campagne vaccinale, les politiques battirent en retraite. Ce qui fut facilité par l'arrivée d'un nouveau général au ministère de la Maladie, lequel déchira les ordres de son prédécesseur et arrêta les frais.

La Justice ajouta son grain de sel à la suspicion ambiante en décidant d'indemniser certaines victimes parmi d'autres. Certes il s'agissait de cas sporadiques, mais il n'empêche que les juges reconnaissaient ainsi l'existence d'un lien de causalité que rejetait la communauté scientifique. Le doute dans le public prit alors une telle consistance qu'il fonda les bases d'un vaccino-scepticisme pérenne. D'autant que certains faits vinrent cimenter la rancœur.

D'une part, on nous ressortit le coup des "ministres responsables, mais pas coupables" de sinistre mémoire. Il n'y eu donc, cette fois encore, aucune sanction. D'autre part, les notices des deux vaccins mis en cause furent modifiées en douce pour y faire figurer les dégâts collatéraux les plus signalés. Avec une formulation que, malgré mon expérience, je n'avais jamais vue jusqu'à ce jour. En effet, la rubrique *Effets indésirables* débutait par cette phrase incroyable : "Comme avec les autres vaccins de l'hépatite B, dans beaucoup de cas, la relation causale avec le vaccin n'a pas été établie". Comment avait-on pu autoriser une telle provocation sur une notice médicamenteuse ? L'affichage d'un tel mépris pour les victimes ?

Mais la suite valait son pesant de cacahuètes : "Après une large utilisation de ce vaccin, les réactions le plus souvent rapportées sont locales […] nodules dus à la présence d'adjuvants qui peuvent persister pendant plusieurs semaines". Tiens donc ! L'aluminium, cet additif merveilleux si bien toléré, pourrait être responsables de nodules. Ne serait-ce pas l'expression de la fameuse myofasciite à macrophages dont la science refuse obstinément d'admettre l'existence ?

Le pompon était décroché avec le paragraphe intitulé *Mises en garde spéciales et précautions particulières d'emploi*, dont la lecture se révélait très instructive... Je n'en extrairai que deux phrases. D'abord celle-ci, noyée au milieu du texte : "Il est rappelé que toute stimulation immunitaire comporte le risque d'induire une poussée chez les patients atteints de sclérose en plaques". La formule alambiquée est en fait très habile car elle admet le rôle de l'aluminium sur le déclenchement d'une poussée tout en considérant qu'il ne s'agit que de la révélation d'une pathologie préexistante. Même si elle était restée parfaitement silencieuse jusque-là. On retrouve ici la mauvaise foi caractéristique de Big Pharma…

Le second libellé constituait une mise en garde inquiétante pour les vaccinateurs : "Comme pour tous vaccins injectables susceptibles d'induire une éventuelle réaction anaphylactique immédiate, il est recommandé de disposer d'un traitement médical approprié." Je me demande combien de vaccinations sont réalisées quotidiennement avec une surveillance ultérieure sur place, une seringue d'adrénaline à portée de main, voire un matériel d'intubation en cas d'urgence ? En revanche, en inscrivant cette petite phrase dans un coin de la notice, le laboratoire se déchargeait de toute responsabilité sur le praticien.

En toute logique, les ventes de vaccins se sont dégonflées aussi vite que des promesses électorales. Plus personne n'en voulait et les fabricants se sont retrouvés avec des millions de doses sur les bras. Comme le gouvernement français avec les vaccins anti-Covid à la fin de l'année 2021. Et déjà la même question lancinante : comment fourguer à une population échaudée, des vaccins inutiles et potentiellement dangereux ? Rétablir l'obligation vaccinale ? Vous n'y songez pas… Toutes ces compensations financières à verser aux victimes civiles des dommages collatéraux du bombardement vaccinal ! Inventer une sorte de pass sanitaire ? Pourquoi pas. À condition de le tester sur un échantillon compliant, comme celui des soignants. Tu as parfaitement le droit de refuser la piqûre… mais tu ne rentres plus dans un établissement de santé. L'injection ou la démission. Impossible de résister à un argumentaire si convaincant et bien étayé.

Mais cela n'était pas de nature à satisfaire les appétits gargantuesques des financiers du médicament. Il fallait faire beaucoup mieux. Alors, comme rien n'est trop beau pour l'industrie pharmaceutique, on rajouta insidieusement ses invendus à nos pentavalents. Qui, du coup devinrent hexavalents…

Six vaccins d'un coup !

Quand on dit six vaccins, cela représente en réalité beaucoup plus d'antigènes : 1 pour la diphtérie, le tétanos et l'hépatite B mais 2 pour l'haemophilus et 3 pour la polio et pour la coqueluche, soit la bagatelle de **11 antigènes** différents à l'assaut d'un système immunitaire en rodage chez des bébés de quelques semaines.

Si bien qu'en 2001, il n'y avait en France que deux catégories de parents. D'un côté, ceux qui faisaient faire l'hexavalent en ignorant qu'il contenait l'hépatite B, de l'autre ceux qui le savaient… et refusaient le vaccin. Je pris donc l'habitude, par honnêteté à l'égard de mes patients, de les informer sans les influencer. Mais franchement, comment voulez-vous expliquer l'intérêt de vacciner contre l'hépatite B un poupon de 2 mois ? À moins de deviner dès sa naissance qu'il s'adonnera à la toxicomanie ou qu'il pratiquera la sodomie sans préservatif. Voire pire, les deux à fois ! Parce qu'en dehors de ce délicat plaidoyer, quel autre argument avancer pour justifier l'injection anti-hépatitique ? La majorité d'entre eux opta donc prudemment pour laisser les autres successivement essuyer les plâtres et payer les pots cassés, et en restèrent à la formule sans l'hépatite B. À l'instar de ce qui se déroula sur le plan national, ce qui n'arrangeait pas les comptes des fournisseurs. Surtout dans la colonne des recettes, le penta rapportant bien moins que l'hexa.

Oseraient-ils un nouveau coup de Trafalgar pour imposer le vaccin si détesté ? Vous n'allez pas le croire… mais si ! Les deux principaux laboratoires concernés ont annoncé, après quelques années de patience et dans une étrange simultanéité, la pénurie de leurs pentavalents. Qu'à cela ne tienne, le Comité Technique National des Vaccinations donnant, s'il en était encore besoin, une preuve éclatante de son indépendance, proposa instantanément sa solution. Il recommanda le vaccin hexavalent, contenant la valence contre l'hépatite B, de façon systématique chez tous les nourrissons en France en remplacement du pentavalent défaillant.

Je me rappelle avoir demandé des éclaircissements sur cette pénurie un peu trop bienvenue qui m'évoquait confusément certaines tactiques sportives qualifiées de "téléphonées" tant elles étaient prévisibles. On me rétorqua que, bien que cela ne me regardât pas vraiment, la faute en incombait à des difficultés d'approvisionnement en vaccin anticoquelucheux. Explication recevable à part deux écueils surnageant sur la mare de boue. D'une part, quelques voisins européens réfractaires à la vaccination contre l'hépatite B tels que Grande-Bretagne, Suède, Finlande, Norvège, Islande, Hongrie ou Slovénie, continuèrent, eux, à recevoir normalement les vaccins pentavalents. D'autre part, le vaccin Infanrix-Hexa n'était pour sa part absolument pas affecté par la carence en vaccin anticoquelucheux qui figurait pourtant dans sa composition.

Malgré cette supercherie caricaturale, on ne fit dorénavant, dans notre beau pays libre et démocratique, plus que du vaccin hexavalent. Mais je n'avais encore rien vu...

Combines et combinaisons

Pendant que les labos bourraient leurs seringues au taquet et leurs bénéfices au-delà de l'acceptable, leurs équipes commerciales engageaient un nouveau forcing auprès de nos autorités de tutelle pour allonger un peu plus la liste des immunisations recommandées. L'objectif, dans un premier temps, était d'imposer, d'une part, une autre combinaison vaccinale combattant trois maladies, rougeole, oreillons et rubéole, et, d'autre part, la vaccination antipneumococcique. Avec, à la clef, quelques manœuvres tendancieuses...

Le tir groupé du ROR

À l'origine, il y avait la **rougeole**. Une maladie terrible en raison de ses complications souvent mortelles... en Afrique. Elle était également présente en France où elle provoquait chaque année entre trois et quatre mille décès. Mais cela se passait dans les années 1900, parce qu'après les trente glorieuses, période de forte croissance économique et d'augmentation du niveau de vie, cette fièvre éruptive impressionnait beaucoup moins que la scarlatine de la chanson. Évidemment la perte d'un être humain, surtout d'un enfant, est toujours insupportable. Néanmoins, il faut savoir qu'en 1983, l'année du lancement de la vaccination antirougeoleuse, on ne mourrait quasiment plus de cette pathologie infectieuse dans les pays développés. J'ai donc été très surpris, en 1986, qu'on m'impose de vacciner d'office tous mes jeunes patients avec le Rouvax, vaccin monovalent censé prévenir les complications mortelles de la rougeole. Complications soi-disant extrêmement fréquentes… mais que je n'avais jamais vues.

Deux ans plus tard, on me recommandait fortement un nouveau vaccin dont la notice mentionnait dans la rubrique Indication Thérapeutique, ceci : "Prévention de la **rubéole** chez les enfants des deux sexes à partir de l'âge de douze mois. Vaccin monovalent plus particulièrement conseillé chez la jeune fille et la femme adulte séronégative". Séronégative n'étant pas un qualificatif réservé au sida et signifiant que le sérum ne contenait pas d'anticorps. Donc que la personne n'avait pas encore fait la maladie testée. Il faut savoir que depuis 1942, pour avoir le droit de se marier, les couples devaient obligatoirement présenter un certificat prénuptial notifiant qu'ils avaient effectué un bilan médical et reçu une information sur la grossesse, la contraception et les infections sexuellement transmissibles. Lorsque le vaccin antirubéoleux arriva sur le marché, les médecins reçurent la consigne de contrôler systématiquement l'immunité des futures parturientes et les vacciner en cas de négativité. Dans les années suivantes, l'évolution des mœurs fit que la moitié des naissances avaient lieu hors mariage et comme l'examen prénuptial ne concernait ni les concubins, ni les pacsés, il fut supprimé en octobre 2007.

Si la rubéole avait la réputation d'être, en dehors du risque malformatif au cours du premier trimestre de grossesse, la plus bénigne des maladies infectieuses, ce titre aurait pu tout aussi bien être décerné aux **oreillons**. Cette maladie virale s'attaquait simultanément aux deux glandes salivaires principales, les parotides, car, comme disaient mes Maîtres, "les oreillons n'ont pas de singulier". Il en résultait pendant quelques jours un faciès assez comique en forme de poire et quelques douleurs rapidement soulagées par un traitement anti-inflammatoire. Bref, rien de bien méchant. Mais là encore, les visiteurs médicaux m'ont brutalement fait réaliser toute l'étendue de mon inconscience. J'avais sous-estimé la gravité réelle des complications post-ourliennes... à savoir l'inflammation aigüe du testicule qu'on appelle vulgairement une orchite. Celle-ci, si elle survenait après la puberté, pouvait entrainer la destruction du bijou de famille. J'ai vite compris tout l'intérêt, d'une part pour les garçons, à se faire vacciner avant l'âge bête, et, d'autre part pour le fabricant, à ce que je multiplie les piqûres. Même si les testicules allant toujours par paire comme les motards de la Police Nationale, il restait une roue de secours pour éviter la stérilité.

Comme la plupart de mes collègues, j'ai résisté pendant quelques années au chant des sirènes. Sans jamais le regretter. Jusqu'à une nouvelle entourloupe des rois de la seringue... Jouant une fois de plus sur des statistiques quelque peu exagérées, sinon foncièrement erronées, concernant la prétendue dangerosité de la rougeole, ils lui rajoutèrent les deux autres pour produire le **ROR**, acronyme des trois viroses. On m'annonça ainsi, un beau matin, qu'on avait à la fois simplifié ma vie et soulagé les fesses des bébés avec ce merveilleux "3 en 1". Plus de questions à me poser... Une petite injection dès 9 mois, une seconde un peu plus tard et le tour était joué. Pourquoi laisser de pauvres gosses se battre contre des maladies totalement bénignes si on pouvait les éviter. Tout en faisant un geste sympa à l'égard des gentils laboratoires.

Malgré ces bonnes paroles, allez savoir pourquoi, je restai un tantinet hésitant. Alors la solution fut vite trouvée et on retira les vaccins monovalents. Le ROR fut généralisé... et les accidents imputables commencèrent à remonter en surface. D'abord, plus je vaccinais, plus je voyais apparaitre des cas de rougeole, surtout entre 2008 et 2011, où mes statistiques personnelles ont explosé les scores d'avant la vaccination ! Sans revenir sur les problèmes d'autisme qu'on attribue semble-t-il à juste titre à ce vaccin, j'ai eu deux témoignages personnels issus d'infirmières dont l'enfant a présenté, pour l'une une méningite aigüe, pour l'autre une encéphalopathie gravissime, dans les suites immédiates d'une injection de ROR. Dont heureusement pour moi, je n'étais pas cette fois l'exécutant.

Il faut rappeler que ce vaccin contient du mercure sous forme de thiomersal. Un conservateur autorisé parce que, si chez nous on supprime le thermomètre à mercure pour éviter d'en avoir dans le rectum, on l'injecte sans sourciller dans les cuisses des nourrissons. En octobre 2009, l'Afssaps, dans une pathétique tentative de réassurance populaire, a diffusé un papier sur ce toxique. On pouvait y lire que "le thiomersal est un composé contenant du mercure qui est utilisé de longue date comme conservateur dans les médicaments, en particulier dans les vaccins. Il contribue à prévenir la contamination bactérienne des vaccins". On y retrouve d'abord l'argument-massue qu'on nous ressert à toutes les sauces, selon lequel on ne va pas changer une équipe qui perd, comme disent les mauvais entraineurs sportifs. Cette argutie inacceptable nous est martelée avec une vigueur identique pour justifier le maintien aussi bien du mercure que de l'aluminium. Je note également avec une pointe d'appréhension que les vaccins peuvent être contaminés par des bactéries…

Mais le reste du communiqué n'est pas beaucoup plus rassurant… "Les analyses convergent pour considérer que l'existence du risque neurologique n'est pas établie au plan scientifique sur la base des études épidémiologiques existantes, sans que ces études permettent pour autant de l'écarter. D'un point de vue toxicologique, les vaccins contiennent des doses minimes de thiomersal, entre 25 et 50µg par dose. A ces doses, tout risque de toxicité est *a priori* exclu". Voilà une formulation qui ne tranquillise que ses auteurs. Ainsi, d'après le fabricant lui-même, on ne peut ni écarter, ni exclure formellement le risque d'induire des déficits neuropsychologiques chez les enfants. Par conséquent, n'aurait-on pas pu tout simplement chasser cet excipient nocif ? D'autant que comme le rappelle l'Afssaps avec le cynisme dont elle fait montre quelquefois : "Dans une logique de précaution, les laboratoires producteurs de vaccins ont été incités par les agences française et européenne et par l'OMS à développer des vaccins unidoses ne contenant pas de thiomersal en vue d'une utilisation en pédiatrie." Sauf que les laboratoires producteurs de vaccins avaient depuis un certain temps éliminé leurs unidoses ne contenant pas de thiomersal au profit de leur multidose mercurielle !

Le Prevenar

Alors que le monde entier guettait le ROR d'un œil suspicieux, il se tramait sur les paillasses d'expérimentation une nouvelle attaque ciblée. Je connaissais bien sûr le **pneumocoque**. Plutôt de réputation d'ailleurs, car mes patients et moi ne le fréquentions pas assidument. Je savais par mes lectures que ce germe pouvait, dans certaines circonstances singulières, s'avérer responsable de méningites, voire de septicémies... mais que celles-ci restaient exceptionnelles. Et puis, s'agissant d'une bactérie, nous disposions des antibiotiques dont l'efficience, à cette époque, n'était pas encore contrariée par l'antibiorésistance. Si bien que quand mes oreilles captèrent le bruit de cursive selon lequel j'aurai bientôt à faire une piqûre supplémentaire aux chérubins, j'eus du mal à y croire. La Commission de Transparence de la Haute autorité de Santé conforta clairement ma position en publiant un avis en date du 21 novembre 2001 déclarant que "la généralisation de la vaccination antipneumococcique par le vaccin conjugué heptavalent chez tous les enfants de moins de 2 ans ne peut **pas** actuellement être recommandée".

Si vous êtes debout, asseyez-vous et accrochez-vous aux accoudoirs… ! Parce que le 24 avril 2002, soit à peine cinq mois plus tard, la même Commission de Transparence nous pondait une instruction exactement contraire, que je livre ici brute de décoffrage : "Compte tenu de la gravité des infections invasives à pneumocoques, du niveau d'efficacité de Prevenar dans la prévention des bactériémies, septicémies, méningites et pneumonies bactériémiques causées par le Streptococcus pneumoniae chez les nourrissons et les jeunes enfants âgés de 2 mois à 2 ans, de l'absence d'alternative disponible, ce vaccin constitue une avancée majeure dans la prévention de ces infections."

Je n'invente rien ! Je n'ose pas imaginer par quels moyens opaques la transparence a pu changer de camp en quelques semaines… Mais ce n'était pas fini ! Le Prevenar original contenait déjà sept valences. On se rendit compte que cela ne suffisait pas pour qu'il soit efficace. On l'a donc fait passer à 13 valences, en rajoutant au passage l'indication dans la prévention des otites ainsi qu'une augmentation conséquente de son prix de vente. En attendant d'injecter aussi aux enfants les 23 valences du même vaccin, réservé pour le moment aux adultes.

Les agissements répétés des firmes pharmaceutiques pour nous imposer, par des méthodes litigieuses des vaccins de plus en plus contestés, ont fini par laisser des stigmates indélébiles dans la confiance populaire. Après les affaires successives de l'hépatite B, du vaccin hexavalent [D/T/P/Coq/Hib/HepB], du ROR et du Prevenar, la part de vaccino-sceptiques dans notre population nationale est passée de 10 à 50%. Ce qui démontre à l'évidence qu'il existe souvent dans la plèbe plus de cohérence que dans ses élites. Et surtout plus d'honnêteté intellectuelle.

Pourtant, nous n'avions pas encore touché le fond. Ce qui n'allait pas tarder à arriver...

Toujours plus de vaccins

Alors que mes consultations de nourrissons ressemblaient déjà plus à des concours de fléchettes qu'à des visites médicales, j'appris par Radio-Labo qu'on s'apprêtait à nous en remettre une volée supplémentaire. En employant toujours la même méthode, désormais parfaitement rodée. Une charmante VRP me colla d'abord sous le nez des graphiques aussi colorés et indéchiffrables qu'une peinture de Miro, dont je compris malgré tout qu'ils étaient affolants. J'appris ainsi que le **méningocoque**, dit de type C comme Calamiteux, s'avérait être un tueur-né, responsable de centaines de morts par méningite et septicémies. On rencontrait même parfois le terrifiant *purpura fulminans* se traduisant par des plaques hémorragiques cutanées et un choc septique foudroyant, mortel une fois sur quatre. D'une voix blanche, je susurrai que je n'en avais encore jamais vu. La déléguée me toisa du regard en rétorquant que, soit mes binocles étaient inadéquates, soit je bénéficiais d'une veine de mari trompé.

Le temps d'avaler discrètement un anxiolytique et les histogrammes avaient été remplacés par une brochure publicitaire chamarrée comme une chemise tahitienne. Ouf ! La solution existait... J'avais exceptionnellement droit à une session de rattrapage. Sous la forme d'une élégante boite, barrée de jaune et de bleu, avec un nom en gros caractères indiquant Méningitec. À partir de 2009, le Haut Conseil de la Santé Publique recommanda la vaccination systématique des nourrissons âgés de 12 mois à 24 mois avec une seule dose. Cette stratégie avait été calquée sur d'autres pays européens, principalement le Royaume-Uni et les Pays-Bas. Et là, se produisit un phénomène étrange, avec des résultats inverses à ceux de nos voisins.

J'eus l'opportunité de visualiser un jour la courbe officielle avec en bas, en abscisses, les années de 2005 à 2015 et verticalement, en ordonnées, les taux de notifications de méningococcies de type C pour 100.000 habitants. Je n'en crus pas mes yeux... La courbe avait une forme en "V" ! Ce qui démontrait de façon formelle que les infections à méningocoque C avaient quasiment disparu au cours des cinq années précédant la mise à disposition du Méningitec. Et qu'elles sont reparties clairement à la hausse dès le début de la campagne de vaccination...

Ainsi, comme dans d'autres campagnes, plus on avait vacciné et plus les gens étaient tombés malades ! Cette courbe figure sur l'avis relatif à la vaccination antiméningococcique C rendu par le Haut Conseil de la Santé Publique le 9 décembre 2016, toujours consultable à cette heure sur internet.

Alors, qu'a proposé le HCSP ? D'abord d'utiliser les deux nouveaux vaccins Menjugate et Neivac qui avaient remplacé le Méningitec deux ans auparavant. En effet, à la demande de l'ANSM, il avait été procédé au rappel, à la fois discret et urgent, de l'ensemble des lots de Méningitec disponibles sur le marché, par précaution à la suite de la détection de particules anormalement présentes au sein de certaines seringues de ce vaccin. Ensuite d'intensifier le programme chez les jeunes nourrissons entre 2 mois et 12 mois avec une primovaccination à 2 doses séparées par un intervalle d'au moins deux mois suivies d'une dose de rappel dans la deuxième année de vie. Et chez tous les autres une dose unique en "profitant de toute occasion pour mettre à jour le calendrier vaccinal" tel qu'on pouvait le lire dans le texte.

Ce nouveau vaccin étant désormais solidement ancré dans le calendrier vaccinal, on pouvait passer au suivant. Ne pratiquant pas la cartomancie et ne possédant pas de boule de cristal, j'avais peu de chances d'entrevoir ce qui était en train de se manigancer du côté des autorités de tutelle. Et qui éclatera quelques mois plus tard...

Le vaccin contre le papillomavirus

Le cancer du col de l'utérus touche moins de 3.000 femmes par an. Cependant une sur trois en décède. Depuis longtemps, on pensait qu'il était favorisé par une infection sexuellement transmissible car celles qui n'avaient jamais eu de rapport génital paraissaient en être préservées. Après avoir accusé l'herpès génital, on découvrit, à la fin des années 90, que le coupable portait le matricule HPV correspondant au **papillomavirus** humain. Un virus très courant que la quasi-totalité des jeunes attrapent au début de leur vie sexuelle et dont 90% se débarrassent spontanément.

Dès le début du nouveau millénaire, furent lancés les premiers essais cliniques d'un vaccin ciblant les HPV 16 et 18 responsables de 70% des cancers du col. Après l'avoir testé chez 400 candidates volontaires, et avoir déterminé qu'il fallait trois injections, le premier produit dénommé Gardasil obtint son AMM à la fin de l'année 2006. Avec ses quatre valences, il protégeait contre les condylomes acuminés (HPV 6 et 11) et le cancer (HPV 16 et 18). Sa cible visait très précisément les filles à partir de 14 ans jusqu'aux jeunes femmes âgées au maximum de 26 ans. Quelques mois plus tard son concurrent, le Cervarix, venait se mêler à la compétition. Celui-là ne contenait que les deux valences anticancéreuses, les HPV 16 et 18.

Je vis alors s'affronter dans une véritable guerre de tranchées les commerciaux des deux camps rivalisant d'arguments pour vanter les mérites de leur champion et détruire l'adversaire. Rarement j'avais eu l'occasion d'assister à un tel combat de rue. Il faut dire que le marché potentiel avait rétréci comme un pull en laine après un lavage agressif pour une raison toute simple à laquelle les comptables n'avaient pas pensé. C'est qu'il est difficile pour un papa attendri d'imaginer sa "fifille", à peine sortie de l'enfance, se lancer si tôt dans des ébats amoureux avec le rejeton boutonneux des voisins. N'était-ce pas comme lui accorder une sorte de "passe" vaccinal pour la débauche ? Autant lui offrir une boite de préservatif dès son quatorzième anniversaire…

Mais au-delà de la barrière psychologique, les gens, et singulièrement les parents, trouvaient que ça commençait à faire beaucoup de piqûres pour leur progéniture. D'autant que, très vite, sont remontées en surface, telles des bulles de scaphandres autonomes, les premiers récits d'évènements post-vaccinaux non attendus. Et pas des moindres, puisque l'on reparlait de maladies auto-immunes. Non seulement la désormais classique sclérose en plaques, mais aussi le lupus, cher au cœur du Docteur House. Ainsi qu'une petite nouveauté sur la scène médiatique, un syndrome portant le nom des deux neurologues Georges Guillain et Jean-Alexandre Barré l'ayant décrit initialement en 1916. Certes, j'avais entendu parler de cette inflammation aiguë du système nerveux périphérique se manifestant par une faiblesse et des picotements qui débutaient généralement dans les jambes avant de se propager dans les bras et le visage. Je n'ignorais pas non plus que, chez certains sujets, ces symptômes pouvaient parfois évoluer jusqu'à la paralysie flasque prédominant au niveau des membres inférieurs, mais susceptibles, une fois sur quatre, d'atteindre les muscles thoraciques et de rendre la respiration difficile.

Mais je n'avais jusqu'à présent jamais eu l'occasion d'en voir dans ma patientèle. L'arrivée des vaccins contre le papillomavirus me permit de combler cette lacune. Heureusement, dans l'immense majorité des cas, les lésions même sévères évoluèrent de manière favorable. À mon grand soulagement... Malgré tout, j'entendis distinctement le président du comité technique de vaccination, dans les coulisses d'une émission de radio où nous intervenions tous les deux, prendre la défense du Gardasil en martelant l'absence de lien de causalité entre le vaccin et les pathologies du système nerveux central : "Il n'y a aucun signal de ce côté-là en France. Les données de pharmacovigilance à l'international ne montrent pas non plus de lien entre ce vaccin et une quelconque maladie auto-immune". Fin de citation... et classement sans suite de toutes les plaintes !

Personne ne s'en étonnera, à l'exception bien sûr de nos élus les plus déconnectés, l'affaire remit une couche sur celle, encore toute fraiche, de l'hépatite B. Parler dès lors de défiance tournait à l'euphémisme et le vaccin litigieux devint aussi attractif qu'un sidéen dans une soirée libertine. C'est alors que les industriels concernés, jamais à court d'idée démoniaque, rebondirent plus haut qu'un ballon de basket. D'abord, l'âge auquel on pouvait ouvrir les hostilités vaccinales fut abaissé à la vitesse d'un compte à rebours au centre spatial guyanais de Kourou. " 14, 13, 12, 11, ... ". Le décompte fut temporairement bloqué à 9 ans... en attendant peut-être un redémarrage ultérieur, au cours des années à venir, s'il reste un peu de place dans la chair infantile.

Il faut quand même savoir qu'il existe un avantage majeur à vacciner dès le berceau. C'est l'absence de risque de déclencher des effets secondaires graves dans la fenêtre de pharmacovigilance. Les nourrissons ont un système immunitaire incapable de surchauffer au point de déclencher une maladie auto-immune. Étant en outre inapte à une expression orale suffisamment distincte pour être compréhensibles par des adultes extérieurs à leur cercle familial, leurs symptômes subjectifs et autres broutilles du genre nocebo passent automatiquement à la trappe. Que du bonheur !

Mais l'histoire ne se termine pas là. On se rendit compte que certains papillomavirus induisaient aussi des cancers masculins, préférentiellement au niveau de l'anus et de la gorge. Inutile que je fasse un dessin pour dépeindre avec précision les circonstances dans lesquelles se fait la contamination. Étant aux aussi abonnés aux revues scientifiques, les labos foncèrent dans la brèche, si j'ose dire, et proposèrent illico presto leurs vaccins aux homosexuels. Mais là, petite difficulté… Je me voyais mal interviewer mes patients sur leur orientation sexuelle et leurs pratiques les plus intimes. Le simple fait de leur poser la question pouvait signifier que je trouvais leur comportement évocateur.

Je fus très vite mis à l'aise par l'ingéniosité légendaire des fabricants qui appliquèrent pour une fois le principe de parité : " Papillo pour tout-le-monde ! " Et comme il fallait que le même vaccin serve indifféremment chez les filles et chez les garçons, on mélangea tous les HPV dans une seule seringue. Le Gardasil quadrivalent disparut de la circulation au profit, le mot est juste, du Gardasil 9, son successeur nonavalent. On pourra simplement regretter que la quantité d'aluminium dans ce nouveau produit ait augmenté exactement dans la même proportion que les valences.

Quant au Cervarix avec ses deux malheureuses valences face à son concurrent nonavalent, il est clair qu'il ne fait plus le poids. Chapeau bas messieurs-dames de chez MSD !

Le vaccin antigrippal

Bien que les épidémies de **grippe** soient connues depuis la nuit des temps puisque le philosophe Aristote les évoquait déjà dans ses écrits, la généralisation du vaccin antigrippal ne remonte qu'à une petite vingtaine d'années. Il faut dire que le virus de la grippe possède une caractéristique déroutante pour les chercheurs… Une capacité spectaculaire à modifier son apparence pour tromper les systèmes de défense chargés de l'éliminer. Le roi du camouflage, une sorte de caméléon en miniature ! Heureusement pour nous, il ne se transforme pas totalement chaque année. Une simple touche de maquillage lui suffit en général pour provoquer une petite épidémie saisonnière, de préférence hivernale car il raffole du froid humide. Mais de temps en temps, il nous fait la totale, la chirurgie esthétique de haut vol, la réfection de fond en comble. Alors arrivent ces tragiques pandémies dont les noms et les matricules sont restés gravés dans la mémoire des plus anciens.

La plus connue, car la plus meurtrière, est la grippe espagnole survenue en 1918 qui aurait fait une trentaine de millions de morts sur le vieux continent, dont 400.000 en France. Issu d'une souche aviaire H1N1, le virus a sévi ensuite de manière épisodique jusqu'en 1925. Les autres pandémies du vingtième siècle sont la grippe asiatique de type H2N2 qui a tué 4 millions de personnes dans le monde en 1957 et celle de Hong Kong numérotée H3N2 qui a fait 2 millions de victimes en 1968, dont 40.000 dans notre pays.

Vous aurez certainement remarqué, avec votre sagacité coutumière, que les grosses vagues infectieuses mondiales correspondaient à un changement d'immatriculation. C'est justement là que réside le problème. On sait que ce qui déclenche la réaction immunitaire, ce sont les antigènes, en l'occurrence les protéines portées par les virus à leur surface. Celles-ci définissent leurs caractères physiques, ces traits de ressemblance transmis génétiquement et qu'on désigne au sein des familles sous le sobriquet affectueux de "marques de fabrique", tels que la forme du nez ou la couleur des yeux. Tout notre système de défense se base sur la reconnaissance faciale. En cas de modification d'apparence par rapport au portrait-robot initial, les anticorps à tête chercheuse, fabriqués par la vaccination, deviennent incapables de reconnaitre leur cible et la laissent tranquillement franchir nos frontières.

Il existe trois types de virus Influenza : les virus A et B sont à l'origine de la " vraie " grippe alors que le type C est responsable d'infections plus proches d'un simple rhume. Le réservoir de la grippe A, la plus dangereuse, se trouve chez différents animaux, oiseaux et mammifères dont le porc, alors que les virus B et C sont essentiellement présents chez l'être humain. Dans le groupe A, on établit aussi une distinction en fonction des protéines H et N présentes en surface, allant de H1 à H18 et de N1 à N11. Par exemple, le virus responsable en 2009 de la première pandémie grippale du 21ème siècle était un nouveau virus A (H1N1), identifié pour la première fois au Mexique et aux Etats-Unis, alors que celui mis en cause dans la grippe aviaire de 2004 était un virus A(H5N1). Quant aux virus B, ils peuvent appartenir à l'une des deux lignées suivantes : Victoria ou Yamagata.

Ainsi, chaque année circule un virus grippal différent, obligeant les laboratoires à un pari audacieux. Celui de fabriquer un vaccin prospectif contre une souche mutante... Une pratique plus proche de l'art divinatoire et du pendule que de l'éprouvette ou du tube à essai. Cela signifie que tous les ans, on injecte à des sujets sélectionnés pour leur âge ou leur fragilité, un produit dont on ignore tout de l'efficacité contre un virus encore inexistant.

Quand arrive le joli mois de mai, on compte les morts pour découvrir si on avait coché les bonnes cases. Pour augmenter leurs chances, et donc leurs gains, les fabricants de vaccins antigrippaux suivent les conseils de la Française des Jeux, à savoir multiplier les grilles. En l'occurrence, le nombre de souches différentes dans la seringue. Actuellement ils en mettent quatre. En cadeau-bonus de ce livre, je vous offre le cocktail à la mode pour la saison 2022-2023. Il associera un soupçon de type A/Victoria/2570/2019 (H1N1), un doigt de type A/Darwin/9/2021 (H3N2), une larme de type B/Austria/1359417/2021 (lignée B/Victoria). Ajoutez-y une giclée de type B/Phuket/3073/2013 (lignée B/Yamagata) avant de laisser reposer quelques jours au réfrigérateur. Surtout ne pas oublier de bien secouer avant de servir. À consommer en une seule fois à la fête d'Halloween, et avec modération pour éviter la gueule de bois dans les jours suivants…

Si vous craignez les mélanges ou si vous n'êtes pas adeptes des expériences nouvelles, vous pouvez toujours vous replier sur les doses homéopathiques d'Influenzinum en 9CH à avaler cul sec une fois par semaine à jeun entre la Toussaint et Pâques. Moins nocif et probablement plus efficace, surtout en accompagnant la prise d'une petite prière.

Sachez enfin que, si la vaccination antigrippale n'est pas encore obligatoire, elle reste vivement conseillée par la Sécurité Sociale, laquelle verse chaque année des primes conséquentes aux médecins généralistes pour chaque personne éligible qu'ils arrivent à convaincre de retirer le vaccin gratuit en pharmacie. Il suffit d'un simple coup de fil de la secrétaire à chaque personne de la liste communiquée directement par la CPAM au mépris de toutes les règles déontologiques et de la législation contre la stigmatisation. Et hop ! Le médecin remporte deux fois la mise, l'une au phonage, l'autre au piquage…

Il faut reconnaitre que s'il est devenu à présent quasiment impossible de persuader les récalcitrants, la responsabilité en incombe principalement à la funeste gestion de la campagne antigrippale de 2009. Surtout lorsqu'on parcourt la fiche AFSAPPS d'Octobre 2009, toujours sur Internet et intitulée *Les adjuvants dans les vaccins pandémiques H1N1*. Je m'étonne encore aujourd'hui que cette note officielle n'ait pas été reprise et publiée par les opposants aux vaccins ! On peut notamment y lire que, pour que le vaccin puisse fonctionner, il fallait obligatoirement y ajouter un adjuvant et qu'en raison des risques potentiels "de rares pathologies auto-immunes", on avait choisi de remplacer les habituels sels d'aluminium par le squalène, un nouveau produit récemment testé. En bref, on préférait l'inexpérience à l'incertitude.

Mais, cerise sur le gâteau, on précisait aussi que, bien que ce nouvel adjuvant expérimental présentât toutes les garanties de sécurité, on avait décidé d'utiliser, "par précaution", un vaccin non adjuvé "chez les personnes plus vulnérables, telles que les femmes enceintes, les très jeunes enfants ou les personnes immunodéprimées". Ce qui créa partout un émoi aussi considérable que justifié. Surtout quand la ministre décida de rassurer la population en se faisant vacciner publiquement et devant un parterre de journalistes… avec un vaccin sans adjuvant !

Le vaccin contre la varicelle

À la fois extrêmement contagieuse et très répandue, la **varicelle** était considérée également comme une maladie infantile tout-à-fait bénigne. Peu fébrile mais prurigineuse, cette infection vésico-papuleuse parfois spectaculaire ne laissaient aucune trace à condition de ne pas gratter les petites lésions. Je me souviens avoir favorisé la contagion intrafamiliale en facilitant les contacts entre frères et sœurs, voire cousins et amis. Il suffisait ensuite d'administrer régulièrement un sirop contre les démangeaisons, de couper les ongles à ras, de mettre des moufles la nuit, de désinfecter localement par tamponnage d'hexamidine. Et surtout d'interdire la fréquentation scolaire, ce qui posait en général peu de problèmes pour la double raison que les enfants obéissent volontiers à certains ordres et que les épidémies vident les classes avant de les fermer.

Aussi, quelle ne fut pas ma surprise quand j'appris que, le 15 mai 2004, serait commercialisé par Aventis-Pasteur-MSD le premier vaccin antivaricelleux sous le nom de Varimax, au prix public de 50 euros, porté à 70 euros dès l'obtention de son remboursement. Devant ce rapport bénéfice/coût pour le moins discutable, le laboratoire s'empressa de produire un argument commercial de poids en plaidant que cette dépense serait compensée par le fait qu'un des deux parents ne serait plus obligé de s'absenter durant deux semaines pour veiller sur sa progéniture. Un argument aussi fallacieux ne tint pas la route très longtemps, même aux yeux des pédiatres les plus influents sur nos instances dirigeantes.

Fermement décidée à ne pas lâcher le morceau, la firme pharmaceutique MSD tenta une magouille des plus pernicieuses. Elle l'associa au ROR pour former un nouveau vaccin quadrivalent, le Proquad. Ainsi, au prétexte initial d'immuniser les bambins contre la rougeole, si tant est que cela leur était nécessaire, on leur avait ajouté deux vaccins plus contestables contre les oreillons et la rubéole, et désormais celui contre la varicelle. En plus de tous les autres... !

Une fois n'est pas coutume, la Commission de sécurité sanitaire du Haut conseil de santé publique vint au secours des enfants en déconseillant toute vaccination systématique contre la varicelle, que ce soit par le quadrivalent ou le vaccin isolé. Cette recommandation reposait sur les résultats de la surveillance active de la varicelle menée aux Etats-Unis depuis la vaccination universelle en 1995, montrant qu'une vaccination généralisée des nourrissons induisait un déplacement de l'âge de sa survenue. Cela aboutissant à une augmentation de l'incidence varicelleuse chez les adolescents, les adultes, les femmes enceintes ou en post-partum, avec des formes sensiblement plus graves. En outre, une vaccination généralisée comportait un risque d'augmentation du nombre de zonas.

Du coup, le vaccin fut limité à certaines situations précises chez les adultes comme les femmes en âge de procréer à condition de ne pas être enceintes, les sujets immunodéprimés, et forcément les professionnels de santé. Cette côte mal taillée n'a pas vraiment séduit les labos qui ne désespèrent pas de retourner la situation à leur avantage dans un proche avenir. Ils finiront bien par trouver une petite place dans notre imposant calendrier vaccinal pour y caser leur dernière œuvre.

Le vaccin contre le rotavirus

À peine Big Pharma avait-elle remisé ses seringues dans leur étui qu'une nouvelle menace se profilait, cette fois sous forme buccale, au-dessus des amygdales de nos chérubins. L'ennemi se nomme **Rotavirus**. En France, il touche la quasi-totalité des nourrissons avant l'âge de deux ans, passant d'un enfant à l'autre via les mains, les poignées de porte, les jouets. Son infection se manifeste le plus souvent par une gastro-entérite causant vomissements, diarrhée et fièvre qui disparaissent le plus souvent en quatre ou cinq jours. Bien que l'hospitalisation soit exceptionnelle et la létalité infinitésimale, les fabricants de vaccins, toujours à l'affut du bon filon, n'ont pas tardé à s'intéresser à ce microbe infantile si courant...

Deux vaccins, le Rotarix et le RotaTeq obtinrent en 2006 une autorisation de mise sur le marché pour la prévention des infections à rotavirus. Leur administration en dose buvable constituait une originalité par rapport aux formes injectables habituelles, mais la nécessité de plusieurs prises à un mois d'intervalle, leur prix prohibitif et l'absence de remboursement, ajoutés au faible service médical rendu de cette vaccination, ne laissaient guère augurer de succès commercial. Cela ne découragea pas les fabricants qui entamèrent aussitôt la procédure d'admission au remboursement et d'inscription au calendrier vaccinal français. Fidèles à leurs habitudes, ils mirent la pression sur leurs amis des instances officielles.

Malgré tous leurs efforts, dans un premier temps, les membres du Haut Conseil de Santé Publique suivirent l'avis de leurs collègues du Conseil Supérieur d'Hygiène de ne pas recommander la vaccination contre le Rotavirus des nourrissons âgés de moins de 6 mois. En effet, ils estimaient que la trop faible morbi-mortalité de ces gastro-entérites aiguës virales ne justifiait pas un tel investissement. Ils comptaient en outre sur l'amélioration des moyens hygiéniques de prévention pour enrayer les épidémies dans les crèches et autres collectivités.

J'ignore quelles sirènes ont réussi, par leur chant mélodieux, à faire opérer à ces scientifiques un virage à 180 degrés, mais le fait est que "de nouvelles données" ont amené le HCSP à réévaluer l'intérêt d'intégrer la vaccination contre le Rotavirus au calendrier vaccinal français et à donner en novembre 2013 un avis favorable à l'introduction d'une vaccination généralisée en France, selon les indications de l'AMM, "pour les nourrissons de moins de 6 mois, sous réserve que le prix des vaccins conduise à un ratio coût/efficacité acceptable". En termes moins technocratiques, cela signifiait qu'on voulait bien recommander pour tous les nouveau-nés un vaccin sans le moindre intérêt à condition que les labos se montrent moins rapaces ! On ne touchait peut-être pas encore le fond mais on n'avait déjà plus pied depuis longtemps...

C'est alors qu'un énorme caillou a fait dérayer la belle mécanique. Dans un avis publié le 7 mai 2015, au vu des derniers éléments du rapport bénéfices-risques, le HCSP a décidé de suspendre sa recommandation de vacciner les nourrissons contre les rotavirus. Le motif fait froid dans le dos en évoquant des invaginations intestinales aigües post-vaccinales responsables d'occlusions, de résections entériques et de décès. Voilà qui est très cher payé pour se prémunir d'une simple "gastro", bénigne dans presque tous les cas. À trop vouloir s'enrichir, l'industrie du médicament en a perdu les pédales. Sa chasse frénétique aux profits l'a détournée de l'intérêt collectif et lui a fait abandonner toute prudence, en particulier à l'égard de nos enfants.

Aujourd'hui, contre vents et marées, le vaccin antirotavirus, reste conseillé pour les bébés de 6 à 24 semaines et ne doit pas être utilisé au-delà. On peut lire sur la notice du produit qu'il est contre-indiqué chez les sujets à risque d'invagination intestinale aigüe, sans préciser à quoi on les reconnait, et on alerte les "parents/tuteurs" sur les signes révélateurs de complications graves à surveiller dans les sept jours suivant la vaccination. Dépatouillez-vous avec ça et surtout, bon courage !

Onze vaccins obligatoires… et après ?

Interro écrite ! Vous avez droit aux calculettes et à un unique appel à votre ami Google. On est en 2016, dans un cabinet médical rural, comme il en subsiste encore quelques-uns en France. Des parents vous interpellent à propos du carnet de santé tout neuf qu'ils viennent de recevoir en accompagnement de leur nouveau-né. Première question : quels sont les vaccins strictement obligatoires aux yeux de la loi ? Deuxième question : combien de vaccins sont recommandés par les pouvoirs publics dans les deux premières années de vie d'un enfant ? Vous avez une heure, parce que je suis sympa.

La réponse à la première question est facile… Trois vaccins seulement sont imposés par la Législation : ceux contre la diphtérie, le tétanos et la poliomyélite. Certains esprits pointilleux auront probablement ajouté la tuberculose mais ce vaccin très aléatoire avait déjà été suspendu depuis longtemps dans nos pratiques avant de l'être officiellement dans les textes. Bien qu'il soit conservé à tout hasard dans certains musées comme l'antivariolique peut l'être dans les laboratoires militaires…

Pour la deuxième interrogation, la bonne solution s'avère plus délicate à trouver et nécessite un calcul assez fouillé. Il existe à cette date, en France métropolitaine, 54 vaccins commercialisés sous différents noms et dirigés contre 24 maladies. Si on élimine les trois immunisations légales précitées, si on écarte les vaccinations réservées aux voyageurs telles que la fièvre jaune, l'hépatite A, la typhoïde, la dengue, la méningite à tiques ou l'encéphalite japonaise, et si on excepte les immunisations uniquement obligatoires dans certaines professions comme la leptospirose ou la rage, il nous reste 13 infections contre lesquelles on peut vouloir protéger l'ensemble de la population résidente. Voilà donc le nombre exact de ces fameuses vaccinations encore qualifiées de " recommandées " au milieu des années 2010.

Trois sont mélangées aux vaccins obligatoires dans l'hexavalent : coqueluche, méningite à Haemophilus et hépatite B. Trois autres sont combinées dans leur propre conteneur : rougeole, oreillons, rubéole. Enfin sept produits se présentent individuellement. Ils visent le pneumocoque, le méningocoque de type C, et certaines situations particulières telles que la grippe saisonnière, l'infection à papillomavirus, la gastroentérite à rotavirus, la varicelle ou le zona.

Petite devinette subsidiaire : comment une entreprise commerciale privée, à but lucratif, s'y prendrait-elle pour vendre dans un pays démocratique et souverain un maximum de produits moyennement fiables et à l'utilité contestable ? Comme, par exemple, des vaccins... La réponse "impossible" ne peut pas être acceptée ici puisque ce n'est pas français. Voilà donc la stratégie remarquable qui a permis d'obtenir de notre gouvernement le passage de 3 à 11 vaccins obligatoires pour tous les bébés nés après le 1er janvier 2018. Ce qui fait de la France un cas unique à l'échelle mondiale, la plupart des nations comparables n'ayant que de simples préconisations vaccinales au libre choix de leurs habitants.

La tactique utilisée s'avère à la fois redoutable et scandaleuse. Elle était donc faite pour notre peuple de Gaulois réfractaires...

Premier temps : une infiltration des autorités de tutelle (HAS, CTV, ANAPSS)

Le principal organisme chargé de conseiller le gouvernement en matière vaccinale s'appelle le CTV pour Comité Technique des Vaccinations. Ses missions sont parfaitement définies : établir les perspectives en matière de vaccins ; élaborer la stratégie vaccinale ; proposer des adaptations en matière de recommandations et d'obligations vaccinales pour la mise à jour du calendrier vaccinal. Voilà qui a le mérite d'être clair.

Or parmi la petite vingtaine de ses membres, un certain nombre, et pas des moindres, avouent des liens d'intérêt avec les principaux fabricants de vaccins. Comment peut-on imaginer qu'il n'y ait pas une ingérence directe du lobby pharmaceutique à la fois sur les conseillers et sur les payeurs !

Quant aux autres organisations concernées, que ce soit l'HAS, la Haute Autorité de Santé ou celle qui s'appelait AFSAPPS, l'Agence Française de Sécurité Sanitaire des Produits de Santé, avant de devenir en 2012, l'Agence Nationale de Sécurité du Médicament et des produits de santé ou ANSM, elles sont toutes deux sous la tutelle du Ministère de la Santé. Il suffit donc que le ou la ministre en poste ait envie de prendre une décision quelconque pour que les agences à ses ordres diffusent un avis légitimant ladite décision. Un nuage de poudre aux yeux pour enfumer les braves citoyens…

Tout était donc en place en 2008 pour passer à la deuxième phase de l'opération.

Second temps : une pénurie très suspecte

Déjà en l'an 2000, Sanofi-Pasteur avait joué une première fois pendant un trimestre la rupture de stock du DTPolio sans aluminium. Il faut dire qu'il venait alors de commercialiser chez l'adulte, le Revaxis un remake de son DTPolio… auquel il avait ajouté de l'aluminium. La levée de boucliers qui s'en était suivie l'avait forcé à renoncer. Quatre années plus tard, rebelote. Le même laboratoire évoqua une difficulté d'approvisionnement de la version non aluminée et une inefficacité relative par rapport au Revaxis qu'il conseilla de lui substituer dès l'âge de 6 ans. La magouille fut dénoncée et le DTPolio réapparut après 13 mois d'attente.

En 2008, dix de der ! Cette fois, Sanofi-Pasteur avait décidé d'utiliser la manière forte pour faire aboutir son projet. Le laboratoire fit parvenir à l'AFSSAPS une étude très personnelle montrant que cette année-là par rapport à la précédente, les effets indésirables liés au DTPolio avaient été très curieusement multipliés par trois. Le 12 juin 2008, l'agence du médicament ordonna le retrait immédiat du DTPolio sans aluminium. Uniquement sur la foi du laboratoire demandeur et de sa propre étude contestable. Grosse réaction des parents bernés… Difficile à l'avenir de remplir les obligations vaccinales indispensables aux formalités administratives !

La ministre proposa alors une solution temporaire : le recours à deux vaccins non aluminés, le DTvax pour la diphtérie et le tétanos, ainsi que l'Imovax polio pour compléter le tiercé gagnant. Argh ! Le DTvax n'existait plus depuis 1999 et personne ne le savait. Du calme, pas de souci. Le Revaxis, lui, était toujours là. Bien sûr ce vaccin avait été prévu pour les adultes, bien sûr il était gorgé d'aluminium qui justement le rendait plus efficace, mais à la guerre comme à la guerre. On descendit la limite d'âge jusqu'à 6 ans sans aucun scrupule ni la moindre étude complémentaire. Après tout, même aspect, même volume, même labo…

Juste le coût forcément plus élevé. Les métaux lourds plombent les prix.

Et que faire pour les tout-petits ? On ne pouvait quand même pas leur coller la piqûre des grands. Alors, dans une lettre adressée à tous les prescripteurs français, l'AFSSAPS recommanda... le vaccin tétravalent incluant la coqueluche ! Et hop, le tour était joué. Un peu plus tard, on lui substitua le pentavalent contenant l'haemophilus puis l'hexavalent recélant subtilement l'hépatite B. Seulement personne ne voulait plus entendre parler de ce vaccin de sinistre réputation qui allait rester longtemps coincé dans les invendus des fabricants et la gorge de leurs actionnaires.

Un nouveau plan de sauvetage financier fut donc mis en place dans l'urgence absolue, organisant la pénurie prolongée des vaccins tétravalents (Infanrixtetra, Tetravac-acellulaire) et pentavalents (Infanrixquinta et Pentavac). Le brouhaha se fit de plus en plus sonore mais la ministre de la santé resta droite dans ses bottes et prononça l'une de ces phrases qui la rendront tristement célèbre : "La vaccination, ça ne se discute pas". Mettant ainsi brutalement un terme aux atermoiements des parents les mieux informés. Son mot d'ordre arriva dans la boite à lettres du Haut Conseil de la Santé publique lequel, dans une circulaire du février 2015, recommanda l'emploi de l'hexavalent Infanrixhexa en lieu et place du DTPolio défaillant. Le HCSP argua qu'il contenait les trois vaccins obligatoires, diphtérie, tétanos et polio, ce qui permettait aux citoyens de se mettre en conformité avec la loi. En oubliant de préciser que, pour le même prix prohibitif, on trouvait en bonus dans la seringue, des antigènes d'autres maladies à immunisation facultative, et surtout une quantité non négligeable d'aluminium, ce métal maudit dont le monde médical commençait à dire pis que pendre.

Troisième temps : un arrêt ambigu du Conseil d'État

Cette fois le Rubicon venait d'être franchi. Les industriels de la pharmacie et leurs alliés étaient allés trop loin dans l'escroquerie d'État. La collusion entre Big Pharma et les pouvoirs publics outrepassait le tolérable. Avant la fin de l'année 2015, une pétition fut lancée réclamant le retour sans délai du DTPolio dans les frigos des pharmacies. Elle enregistra très vite plusieurs centaines de milliers de signatures. À la suite de ce succès éclatant, un collectif de près de 2.500 personnes se créa et adressa une requête au Conseil d'état lui réclamant de "contraindre par tout moyen adéquat l'ensemble des laboratoires pharmaceutiques de mettre en nombre suffisant des vaccins seulement trivalents correspondant aux seules vaccinations obligatoires, et sans adjuvant".

Le 8 février 2017, le Conseil d'État rendit sa décision, considérant que la demande était légitime et enjoignant au Ministère de la Santé de prendre les mesures nécessaires pour rendre à nouveau disponible le DTPolio d'ici 6 mois. Cependant, probablement victime d'une mauvaise influence, le Conseil d'État terminait son arrêt par une toute petite phrase, lourde de conséquences et qui changeait tout : "…sauf en cas d'élargissement du champ des vaccinations obligatoires". Cette précision anodine allait permettre au Ministère en question, non seulement d'offrir au DTPolio sans aluminium un enterrement de première classe, mais aussi de rendre obligatoire une brochette de onze vaccins. Avec la plus cynique des motivations officielles, celle de "lutter contre la défiance envers les vaccins".

Ainsi un seul texte fournissait au nouveau gouvernement l'occasion de montrer son courage en endossant une lourde responsabilité sanitaire et au consortium du médicament celle d'augmenter de façon pérenne ses marges déjà largement bénéficiaires. Tout en faisant taire pour un moment leurs plus virulents adversaires.

Quatrième temps : un décret litigieux
Effectivement, si les Français sont considérés à juste titre comme des râleurs impénitents, ils demeurent plus disciplinés qu'on ne l'imagine habituellement. Il suffit en général, au nom de l'intérêt général ou de la santé publique, d'inscrire dans la Loi les décisions les plus contestées pour museler instantanément les opposants. En tous cas les moins engagés d'entre eux. L'arrêt du Conseil d'état eut comme résultante le vote à l'Assemblée nationale, le 28 octobre 2017, du texte sur l'obligation vaccinale. Les 11 vaccins qui étaient antérieurement recommandés chez le nourrisson devinrent obligatoires.

Cela concernait la vaccination contre la Diphtérie, la Poliomyélite, le Tétanos, la Coqueluche, l'Haemophilus influenzae, l'Hépatite B, mais aussi la Rougeole, les Oreillons et la Rubéole, les infections invasives à Pneumocoque et la méningite à Méningocoque C. Il n'a pas été prévu, au départ, de sanction financière ou pénale pour les parents récalcitrants. Cependant, l'entrée en collectivité, quel qu'en soit le type, crèche, école, colonie de vacances, centre de loisirs ou autre, ne serait plus autorisée pour les enfants nés à partir du 1er Janvier 2018, non à jour des vaccinations relatives à leur âge.

L'Ordre des Médecins, avec son zèle historique, envoya aussitôt un courrier à l'ensemble des praticiens pour leur remémorer l'épouvantail des sanctions en cas d'exemption de leurs patients. Je notai avec amusement qu'il n'y avait quasiment aucune contre-indication reconnue sauf les antécédents d'hypersensibilité sévère à l'un des composants. J'ignore encore à ce jour comment lister les éventuelles allergies déjà présentées par un nouveau-né dans son vécu antérieur... à sa naissance !

Une seconde mise en garde, concernant la valence coquelucheuse, indiquait l'existence d'une "contre-indication en cas d'antécédent de survenue d'une encéphalopathie dans les 7 jours après vaccination". Légèrement angoissant, non ? Mais après tout, comme personne ne lit les notices...

Parer à l'inefficacité vaccinale

Sur le principe, la vaccination n'a rien d'inquiétant. Le procédé consiste à introduire dans un organisme en bonne santé, un microbe tué ou très affaibli, voire un simple fragment de celui-ci, afin de déclencher une réaction salutaire. En l'occurrence, la fabrication d'anticorps destinés à empêcher la maladie infectieuse de se développer, ou tout au moins de provoquer des complications graves voire mortelles, si on y est un jour confronté.

En y réfléchissant un tant soit peu, il n'y a guère de différence avec l'homéopathie ! En effet, les deux techniques ne consistent-t-elles pas à donner un poison très dilué pour guérir les symptômes que le même toxique provoque à l'état naturel ? Ce qu'on désigne sous le vocable latin de *similimum* pour signifier sa capacité à déclencher justement une action similaire. Ainsi l'homéopathe prescrira un vomitif comme la noix vomique ou l'ipéca pour atténuer nausées et vomissements. Ou encore administrera du venin d'abeille pour soulager efficacement les piqures d'insectes ou les brûlures superficielles.

Ce n'est d'ailleurs pas un hasard si l'homéopathie a été inventée en 1796 par le médecin allemand Hahnemann, l'année même où son confrère anglais Jenner testait la toute première vaccination contre la variole. Les deux méthodes sont intellectuellement superposables puisque l'une et l'autre soignent en quelque sorte le mal par le mal. Pourtant il faut bien reconnaître que la médecine en tube suscite beaucoup moins de défiance que la prévention en seringue. Ainsi, ces dernières années, alors que deux Français sur trois plébiscitaient les petits granules, une proportion égale s'angoissait des potentiels effets secondaires vaccinaux. Et tout porte à croire qu'il s'agissait des mêmes personnes ! En outre, de nombreux thérapeutes ont pu constater, tout comme moi, que chaque année au mois de novembre les patients qui choisissent les doses d'Influenzinum plutôt que la piqûre antigrippale ne s'en sortent pas plus mal que les autres... sinon mieux !

D'ailleurs la meilleure preuve de l'efficacité de l'homéopathie s'observe dans l'acharnement de Big Pharma à vouloir la faire disparaitre de la pharmacopée nationale. Ce qu'elle a fini par obtenir avec la complicité de la ministre déjà impliquée dans les onze vaccins obligatoires et dans la gestion initiale de la Covid. Le déremboursement d'un médicament, quel qu'il soit, dans un pays comme le nôtre à la paupérisation galopante et au pouvoir d'achat en chute libre, condamne une grande partie de la population à devoir y renoncer pour se reporter sur des produits allopathiques, souvent toxiques et nettement plus chers pour la collectivité. Sans compter les effets iatrogéniques parfois si délétères qu'ils nécessitent des traitements secondaires, voire des hospitalisations engendrant d'autres dépenses de santé. Et qui se frotte les mains pendant ce temps-là ?

Car si l'homéopathie n'a pas de meilleurs résultats que les thérapies chimiques, ce qui au demeurant reste à prouver dans la pathologie fonctionnelle, elle n'a au moins aucune conséquence fâcheuse. Tout simplement parce qu'elle n'utilise que des produits purs. À la différence par exemple des vaccins dans lesquels on peut détecter toutes sortes d'intrus...

Ce que l'on trouve dans les vaccins

Le composant principal d'un vaccin est, bien sûr, l'élément immunisant. Celui-ci peut être tout simplement le **germe vivant**. On l'aura préalablement atténué pour ne pas provoquer la maladie naturelle, ce qui sinon n'aurait guère d'intérêt. Autant favoriser la contagion par contact direct comme cela se pratiquait couramment dans les années 70. L'immunisation ainsi obtenue gratuitement s'avérait en général définitive et, dans la quasi-totalité des cas, sans aucune complication s'agissant de gamins en bonne santé. Lesquels constituaient, il faut bien le reconnaitre, l'immense majorité à cette époque de la population infantile avant de se faire massacrer, entre autres, par l'industrie agro-alimentaire.

Parmi ces vaccins vivants atténués, on retrouve les vaccinations suivantes : BCG, rougeole, oreillons, rubéole, vaccin oral contre la poliomyélite, rotavirus, varicelle, zona, fièvre jaune, dengue. Les vaccins vivants atténués sont constitués d'agents infectieux, en général un virus, parfois une bactérie comme le bacille de la tuberculose. On les affaiblit par divers procédés physiques ou chimiques afin qu'ils créent une infection a minima, induisant rapidement une protection immunitaire proche de celle qui fait suite à l'infection originelle.

Administrés le plus souvent par voie intramusculaire, mais quelquefois par voie intradermique, orale ou nasale, ils sont cependant susceptibles d'induire une maladie infectieuse vaccinale parfois sévère. Ils sont donc contre-indiqués chez les patients immunodéprimés et déconseillés pendant la grossesse. En raison du risque de forte réaction, il serait inutile, voire dangereux, de leur ajouter de l'aluminium, ce qui représente indéniablement un avantage. En contrepartie, on y retrouve toutes sortes de composants dont parfois certains polluants pour le moins surprenants.

Il faut d'abord rappeler que les virus sont des squatters qui pénètrent par effraction dans les cellules du corps. Ils doivent donc être cultivés sur des **milieux cellulaires** pour se multiplier et créer la matière première pour les doses vaccinales. Plus les cellules utilisées se reproduisent vite, plus les virus en font autant. Or quels sont les tissus possédant le plus fort capital de renouvellement... ?

D'une part les **tissus embryonnaires**. Les laboratoires récupèrent des embryons animaux, surtout de poulets, mais aussi ce qu'ils appellent pudiquement des cellules diploïdes humaines qui proviennent en fait de fœtus humains avortés. Ce qui peut évidemment poser des problèmes éthiques et religieux aux gens à qui ont les injectent. D'autant que le produit final purifié peut encore contenir certaines protéines de ces milieux de culture.

D'autre part ce qu'on nomme une lignée cellulaire continue, formée de cellules capables de se diviser indéfiniment. Il s'agit de **tissus cancéreux** d'origine ou de tissus sains au départ et rendus cancéreux par des agents viraux ou chimiques.

Sans revenir sur l'utilisation, très contestable et toujours d'actualité, du tissu rénal de singe en vaccinologie évoquée précédemment, je rappelle que celle-ci a été à l'origine de véritables catastrophes sanitaires passées relativement sous silence. Certains vaccins dits "recombinants" sont préparés à l'aide de cultures de cellules génétiquement modifiées. Ce fut par exemple le cas du vaccin contre l'hépatite B dont la fabrication utilise l'incorporation d'un segment d'ADN dans le matériel génétique de cellules de levures.

On note également dans les vaccins la présence **d'agents de conservation** qui servent à juguler la croissance bactérienne. On va donc y trouver principalement, certes en quantité minime, du formaldéhyde dont l'INRS nous dit qu'il est corrosif, allergisant et cancérogène ; des toxiques aux noms barbares tels que le phénol ou le phénoxyéthanol ; des antibiotiques très allergisants comme la néomycine et la polymyxine B ; et probablement le pire, le thiomersal à base de mercure dont l'AFSSAPS reconnait, dans un communiqué cynique de 2009, qu'il est gravement toxique mais qu'elle l'autorisera quand même dans les vaccins.

Les **agents de stabilisation** permettent de maintenir la qualité du vaccin durant son entreposage. Les principaux sont l'albumine bovine ou humaine, la gélatine, la glycine, le lactose, le sorbitol, le saccharose et les polysorbates. Leurs conséquences fâcheuses résident dans leur capacité à induire des réactions d'intolérance ou d'allergie.

Tous ces produits se retrouvent sous forme de résidus en quantité plus ou moins importante dans les vaccins et la purification ne parvient jamais à les éliminer en totalité. L'astuce pour les fabricants consiste à signaler la persistance dans leurs vaccins de "résidus de fabrication" sans précision, et donc de l'éventuelle présence de substances étrangères faiblement dosées. Cela leur permet de dégager leur responsabilité en cas de réaction allergique. Il leur suffit d'inscrire sur la notice pharmaceutique l'existence d'un risque potentiel "en cas d'hypersensibilité à l'un des composants" alors que ni la personne qui reçoit le vaccin, ni celle qui l'administre, n'est informée des substances présentes dans la seringue. En cas d'accident, on vous aura prévenu… !

Mais parmi tous ces polluants plus ou moins toxiques pour l'organisme, ne figurent pas, dans les vaccins vivants atténués, les composants à la fois indispensables et responsables des conséquences les plus dramatiques : les **adjuvants**. Ceux-ci sont l'apanage d'une autre sorte de vaccins…

Il existe en effet, à côté des vaccins vivants atténués une deuxième grande catégorie, celle des vaccins inertes ou inactivés qui peuvent être constitués soit de la totalité de l'agent infectieux tué ou inactivé, tel celui contre la coqueluche ; soit d'un fragment de l'agent infectieux comme sa paroi ou sa toxine, par exemple ceux contre l'hépatite B ou le tétanos ; soit d'une toute petite partie seulement d'un virus, une protéine ou son acide nucléique, ARN ou ADN, selon la technique utilisée pour certains nouveaux vaccins contre le SRAS-CoV2 responsable de la Covid 19.

L'inconvénient majeur des vaccins inertes est leur faible efficacité spontanée, tant en amplitude qu'en durée de l'immunité acquise. Or, si la tolérance de leurs produits ne constitue pas forcément la première préoccupation des fabricants, ils savent que si leurs vaccins ne marchent pas suffisamment bien, ils seront invendables. Aussi, dès l'apparition des premiers vaccins inactivés, on a cherché les moyens de booster leur action. C'est alors que sont apparus les adjuvants, du verbe latin *adjuvare* signifiant "aider", des substances que l'on associe à l'élément vaccinal pour accroître ses capacités immunisantes.

L'intérêt scientifique pour les adjuvants est né de deux observations empiriques successives. D'abord Gaston Ramon, un vétérinaire français connu pour ses travaux sur les toxines diphtérique et tétanique, fit un jour de 1925, une découverte qu'il trouva lui-même "intéressante". Il étudiait l'efficacité d'un vaccin antidiphtérique sur des chevaux. Il observa que certains développaient, suite à une probable faute d'asepsie, un abcès au point d'injection. Or, curieusement, ceux qui avaient cette petite complication présentaient une réponse immunitaire beaucoup plus forte, comme si la surinfection locale améliorait notablement les résultats de la vaccination. Peu après, en 1926, un dénommé Alexander Glenny, qui travaillait sur des cochons d'Inde, découvrit les propriétés pro-inflammatoires des sels d'aluminium qui, depuis près d'un siècle, sont de loin les plus utilisés en vaccinologie, avec, en figure de proue, l'hydroxyde d'aluminium.

À côté de cet avantage pharmacologique, il en existe un autre que les industriels n'exposent pas sur la place publique : le gain économique. En effet, plus on remplit la seringue avec des substances adjuvantes à très bas coût, moins on a besoin de principe actif beaucoup plus onéreux. Cela permet d'en utiliser des quantités minimes pour des résultats analogues. Et donc d'abaisser les coûts de revient en augmentant les marges. Quoiqu'il en coûte... aux personnes vaccinées !

Ainsi les adjuvants aluminiques sont vite devenus incontournables. Sans eux, l'inefficacité des vaccins inertes aurait provoqué leur échec commercial et leur disparition inéluctable. Mais alors que leur innocuité se discute de plus en plus dans le monde scientifique, alors que leur impopularité grandit dans l'imaginaire collectif, on voit paradoxalement l'industrie pharmaceutique s'arc-bouter sur ses certitudes, rigidifier sa position et bannir toute contestation légitime. Son éternel argument : "ça fait très longtemps qu'on l'utilise". Pourtant il existe d'autres ingrédients aussi efficaces et considérablement moins dangereux. Il serait si simple de les imposer aux fabricants puisque, selon eux, il sera impossible de se priver de ces activateurs dans le futur...

Les adjuvants, comment ça marche ?

Pour aider à comprendre le mode d'action d'un adjuvant, je vais essayer de résumer de façon très schématique les grands principes de l'immunité … Le corps humain est relativement étanche par rapport à son environnement. Un élément étranger qui cherche à s'introduire par effraction n'est jamais le bienvenu et tous les moyens sont mis en œuvre pour éliminer cet antigène. Pour cela notre organisme dispose d'une force d'intervention rapide et polyvalente qu'on appelle **immunité innée**.

Elle se met en route quel que soit le type d'agresseur à partir du moment où la sirène est actionnée par l'équipe de surveillance. Celle-ci est composée de gardiens, postés un peu partout dans des tours de guet et suffisamment physionomistes pour distinguer instantanément le soi, à saluer, du non-soi, à éliminer. La cible étant identifiée comme pathogène, une force d'intervention rapide, appelée **processus cellulaire**, est envoyée sur place. Elle se compose de gros mangeurs, les macrophages, qui dévorent tout ce qu'ils peuvent attraper, et de tireurs d'élite, les cellules NK pour Natural Killers, qui mitraillent tout ce qui bouge. Dans son estafette, cette escouade dispose d'un véritable arsenal, le système de défense moléculaire, constitué d'armes protéiques très efficaces, dont des antibiotiques et des antiviraux capables de dézinguer les microbes les plus tenaces.

Après cette première échauffourée, un rapport est transmis au quartier général afin d'instaurer l'état d'alerte avec diffusion du portrait-robot de l'envahisseur et positionnement de systèmes de protection spécifiques capables d'agir très vite à la moindre tentative de récidive. Cet état d'alerte s'installe en 2 à 5 jours et peut rester en place pendant au moins quelques mois voire plusieurs années. C'est **l'immunité**

acquise ou adaptative, assurée par deux bataillons d'élite bien entrainés. L'un mobile, l'immunité **humorale**, composée des lymphocytes B capables de se transformer en plasmocytes et d'envoyer des obus, les immunoglobulines de contact ou anticorps, sur l'adversaire. L'autre **cellulaire**, formée de lymphocytes T plutôt adeptes du combat de tranchée et du corps à corps, n'hésitant pas à utiliser des armes antivirales de contact au nom sophistiqué d'interféron ou d'interleukines. Les lymphocytes, qu'ils soient B ou T, possèdent des capacités de mémoire remarquables les rendant redoutables y compris à long terme, au cas où le même antigène ennemi se pointerait à nouveau.

Donc, comme vous l'avez compris, seule l'immunité acquise assure une protection efficace et prolongée. Malheureusement, pour déclencher cette deuxième phase adaptative, il est indispensable qu'elle soit **précédée** d'une stimulation de l'immunité innée. En cas de maladie infectieuse, cela ne pose pas de problème. En effet, lorsqu'un germe s'introduit dans notre corps par un orifice naturel ou par une brèche dans le mur d'enceinte, il commence par établir un campement au niveau de la zone d'entrée, avant de pénétrer plus en profondeur. Cette immixtion déclenche l'arrivée de la force d'intervention rapide pour tenter d'éliminer l'intrus. Les esprits s'échauffent rapidement aboutissant à une inflammation. En médecine, lorsqu'un organe est inflammé, on ajoute à son nom le suffixe "ite". Ainsi, selon que la porte d'entrée soit par exemple le nez, le pharynx, la vessie ou la peau, on parle de rhinite, de pharyngite, de cystite ou de dermite. Pendant cette phase locale qui correspond globalement à ce qu'on appelle l'incubation, le microbe est analysé, photographié et sa fiche d'identification transmise par la force d'intervention rapide aux responsables de l'immunité acquise.

Deux cas de figure peuvent se présenter. Dans le premier, l'antigène est inconnu de nos services et nous sommes contraints de fabriquer en vitesse des anticorps pour le neutraliser. D'abord le prêt-à-porter, les **immunoglobulines M** peu spécifiques mais déjà en stock et immédiatement disponibles. Puis dans un second temps, le sur-mesure avec les **immunoglobulines G** adaptées à l'attaquant et donc plus efficaces. Dans le second scénario, l'antigène possède déjà un casier immunitaire à la suite d'une précédente infection, et on dispose alors promptement des immunoglobulines G préalablement stockées lors de cette occasion.

Ce système dans lequel s'enchainent les deux phases immunitaires, innée puis adaptative, est remarquablement actif sur les infections courantes et les maladies dites infantiles. Si bien que, par le passé et dans l'expérience des générations plus anciennes de médecins, l'immunisation obtenue de manière naturelle et physiologique, chez des bambins incontestablement en meilleure santé qu'aujourd'hui, était puissante et généralement définitive. Mais l'arrivée des nouveaux vaccins imposés par l'industrie pharmaceutique a bouleversé la donne pour deux raisons essentielles...

La première tient à la décision plus commerciale que sanitaire de s'attaquer, non plus aux grandes épidémies et aux pathologies graves en voie de disparition, mais à toute une série de maladies infectieuses certes souvent mortelles dans les pays sous-développés mais plutôt bénignes sous nos latitudes.

La deuxième résulte de la nécessité d'atténuer encore davantage les vaccins afin de ne pas provoquer plus de préjudices que l'infection combattue. En effet, comme on l'a vu précédemment, les premières générations de vaccins avaient parfois fait plus de dommages que de bienfaits. La recherche s'est donc orientée vers des produits de plus en plus inactivés afin d'améliorer leur tolérance avec une conséquence assez inattendue, sous la forme d'une relative inefficacité. Comme si un germe tué ou un simple fragment de celui-ci étaient incapables d'entrainer une réaction immunologique de la même qualité qu'un microbe encore vivant.

En fait, ce qui manquait, c'était la première étape, la phase inflammatoire au point d'entrée de l'antigène. Celle que provoquaient aussi bien la maladie naturelle que les vaccins à germes vivants. On a donc ressorti les observations publiées au milieu des années 20 par Ramon et par Glenny. Bingo ! Notre organisme détecte instantanément dans la solution vaccinale la présence de l'adjuvant. Surtout celle de l'aluminium, ce métal si brillant qu'il fait étinceler votre sandwich à des kilomètres. Ce qui déclenche aussitôt le plan Orsec. Les macrophages qui, comme chacun sait, ne dorment toujours que d'un œil, accourent au point d'injection pour grignoter le casse-dalle. Et comme ce sont de gros gloutons, ils avalent en même temps que le plat de résistance, son emballage en alu. Ce qui leur déclenche une bonne indigestion. Du coup, on recrée le premier relai, à savoir l'inflammation initiale indispensable à l'apparition secondaire de l'immunité adaptative.

En tant que médecin vaccinateur, j'ai commencé à noter, dès les années 1980, quelques changements perceptibles lors des séances. La présence de l'adjuvant aluminique rendait les vaccinations pénibles. J'ai vu apparaitre, au niveau des zones d'injection, des manifestations inflammatoires déclinant le trépied classique : rougeur, chaleur, douleur. Les adultes, surtout de sexe masculin, me faisaient des malaises, les bébés des crises de larmes inhabituelles. Les réactions semblaient d'autant plus violentes que le produit contenait une dose importante d'adjuvant.

J'ai alors pris l'habitude de fermer les fenêtres pour ne pas alarmer les passants dans la rue et, pour la première fois de ma carrière, j'ai prescrit sur la même ordonnance que le vaccin, du paracétamol à prendre systématiquement avant la piqûre et à renouveler dans les heures suivantes. La température corporelle chez les plus petits atteignait de tels sommets que cela déclenchait fréquemment des convulsions fébriles. Avant de sortir en visite la nuit, je m'assurais de la présence dans ma trousse d'urgence d'une ou deux ampoules de Valium et de canules adaptées pour des injections intra-rectales.

Ainsi, j'ai très tôt observé que si l'aluminium est un métal léger, il boxe dans la catégorie poids lourds pour la dangerosité. Mais cela importe peu pour Big Pharma. Son objectif essentiel consiste à vendre du vaccin. Le plus de doses possibles, au prix le plus élevé. Avec comme seul argument commercial le taux des anticorps grimpant dans les heures suivant l'injection vaccinale à la vitesse des loyers dans les grands quartiers. Regardez donc cette trajectoire presque verticale ! Que dites-vous ? La tolérance… Je ne vois pas de quoi vous voulez parler… L'efficacité, mon cher Docteur, l'efficacité, il n'y a que cela qui compte.

Et pourtant, ce ne serait certainement pas l'avis des centaines de milliers de malades d'Alzheimer, de Parkinson ou autres affections neurodégénératives qui portent, incrustées dans leurs cellules cérébrales, tellement de particules métalliques qu'ils seraient capables de faire sonner un portique de détection dans n'importe quel aéroport.

Ah, braves gens qui tendez en confiance votre bras à l'aiguille du vaccinateur… Si vous saviez !

Un poison nommé aluminium

L'objectif principal de l'industrie pharmaceutique porte un nom, revendiqué haut et clair : Profit. Celui-ci se veut précoce, pharaonique et pérenne, ce qui ne constitue pas en soi un pêché dans une société de consommation mondialisée. Après tout, les pratiques commerciales ne doivent obéissance qu'aux règles de la Concurrence et non pas à celles de la Morale. Par contre les moyens d'atteindre ce but lucratif peuvent devenir, eux, sujets à caution dès lors qu'en prétendant défendre la santé publique, ils la mettent en danger...

Nul ne peut vendre un produit de santé dans notre pays sans avoir obtenu une Autorisation de Mise sur le Marché. Cette AMM est accordée au laboratoire pharmaceutique sur la base d'un dossier comportant des données complètes sur les études pharmacologiques, l'efficacité et la sécurité de la substance dans l'indication revendiquée. La procédure s'étale en moyenne sur cinq à douze ans. Elle s'effectue en deux grandes périodes, la première préclinique fondée sur les tubes à essais et l'expérimentation animale, la seconde dite clinique se basant sur l'utilisation pharmaceutique et médicale chez l'être humain.

Les vaccins appartenant, comme chacun sait, à la grande famille des médicaments, ils subissent exactement les mêmes contrôles sur des critères identiques. À une exception près... mais de taille ! En effet, si un médicament est administré à des malades dans l'espoir qu'ils recouvrent la santé, à l'inverse le vaccin est injecté à des bienportants pour qu'ils ne tombent pas malades. Cela entraine deux obligations, qui bien sûr s'imposent à tout produit de santé quel qu'il soit, mais revêtent en matière de vaccination une singulière acuité. La première vise la **sécurité vaccinale**. Elle représente l'obligation formelle par excellence et doit pouvoir être garantie aux vaccinés sur le long terme. J'ai définitivement détruit deux fauteuils et grièvement blessé un canapé devant mon téléviseur par mes bonds de chamois colérique en entendant des pseudo-experts affirmer de manière dogmatique, qu'après un délai probatoire de trois mois, aucun vaccin ne pouvait plus déclencher d'effet indésirable. Je les invite gentiment à feuilleter la petite histoire des grands scandales pour constater que, si le nombre de scléroses en plaques n'augmente pas dans les premiers mois suivant la vaccination contre l'hépatite B, il triple par rapport aux non-vaccinés dès lors que l'on attend deux années de plus. De même, la présence, certes accidentelle mais malheureusement coutumière, de virus cancérogènes dans certains vaccins peut déclencher des tumeurs néoplasiques plusieurs années, voire des décennies plus tard chez les victimes. Voire chez leurs enfants ! Je tiens également à leur faire savoir que l'explosion de pathologies qu'on préfère qualifier de neuro-évolutives plutôt que neuro-dégénératives s'explique par des causes environnementales, parmi lesquelles les métaux dont ceux présents dans la majorité des vaccins. Ce qui est particulièrement vrai pour la maladie de Parkinson où l'on retrouve des inclusions de microparticules métalliques dans les neurones.

Le second impératif concerne **l'efficacité vaccinale**. Pour un médicament lambda, on utilise une méthode simplissime : l'étude comparative en double aveugle contre placebo. Grosso modo, on prend un cheptel de malades volontaires, répartis en deux groupes comparables par tirage au sort. On administre aux uns le produit testé tandis que les autres reçoivent un leurre. Ni l'expérimentateur, ni le cobaye humain ne sait ce qui a été administré, la ressemblance étant parfaite et la galénique strictement identique. Seul le décodage final des études permet de distinguer l'appartenance à tel ou tel groupe selon les numéros de lots. Rien à dire sur cette procédure qui écarte les conflits d'intérêts et respecte la rigueur scientifique. Avec cependant un bémol… Lorsque la maladie est grave et le produit efficace, quel sort cruel pour celles et ceux qui ont reçu le placebo ! Heureusement le Législateur est un brave type et a prévu, lorsque le rapport bénéfice/risque parait très positif, d'arrêter précipitamment l'expérimentation et de donner le bon médicament à tous les malades sans exception, sauvant ainsi la Morale sans déconsidérer la Recherche.

Toutefois, impossible de transposer ce procédé à la vaccination par un simple copier-coller. Autant il semble aisé d'apprécier l'éventuelle amélioration d'un état de santé sous l'action d'un médicament en se basant sur certains critères, autant il parait aléatoire de présumer l'efficacité d'un vaccin sur l'absence d'apparition de l'infection contre laquelle on veut protéger. On ne peut décemment pas contaminer volontairement des sujets bienportants pour voir si les vaccinés meurent moins que les non-vaccinés. Il est tout aussi délicat d'attendre la fin de la vie des cobayes humains pour en déduire si les statistiques sont en faveur ou pas de la vaccination. Y compris dans la pandémie à Coronavirus où les calculs de probabilités d'efficacité s'apparentent plus aux incantations d'un joueur de loto qu'aux équations d'un statisticien chevronné…

Alors comment vendre le plus cher possible à un gouvernement naïf un vaccin dont on ignore l'efficacité contre un risque imprévisible ? Eh bien les fabricants ont trouvé la solution : comparer le taux des anticorps avant et après la vaccination. Peu importe l'absence de corrélation entre cette immunité humorale et la protection réelle de la personne. Aucun regard non plus sur l'immunité cellulaire qui n'est pourtant pas sans intérêt dans la guérison des infections graves.

Or, pour booster l'ascension des immunoglobulines, rien de tel qu'un bon adjuvant bien toxique. Moins notre corps le supportera, plus la réaction immunitaire sera violente et la montée des anticorps fulgurante. De belles courbes en perspective dans les brochures de propagande destinées au corps médical. On se préoccupera plus tard des dommages collatéraux de cette hyperstimulation. L'allergie… On s'en bat les flancs ! Les maladies auto-immunes… On s'en moque éperdument ! Les cancers… Quels cancers ? Dites-moi, vous ne seriez-pas un ignoble antivax légèrement conspirationniste sur les bords ? Donnez-moi votre nom, que je vous dénonce à l'Autorité Supérieure…

And the winner is… l'aluminium.

Il s'agit du métal le plus présent sur notre planète, constituant près de 8% de l'écorce terrestre. Malgré cela, il n'a été découvert que récemment, en 1825, alors que l'or, le cuivre, le plomb, l'étain, le fer et le mercure sont utilisés depuis des millénaires. Pour se rattraper, l'industrie l'emploie de plus en plus, souvent en remplacement de métaux plus anciens, si bien qu'il a envahi progressivement tout notre environnement. On en trouve dans les avions, les automobiles et le ferroviaire, dans l'architecture de nos maisons, immeubles et édifices publics, dans le matériel électrique, les aérosols, les emballages souples…

Plus préoccupant, il envahit progressivement le domaine alimentaire. Il est très présent dans les récipients, casseroles, poêles et autres ustensiles de cuisine ainsi que les emballages dont l'usure ou la dégradation par les sels et les acides favorisent l'ingestion de ce métal. L'aluminium se retrouve aussi dans les additifs alimentaires comme colorant (E 173), raffermissant (E520 à 522), correcteur de pH (523) antiagglomérant (E 554 à 559) ou émulsionnant (E541).

Mais surtout certains aliments possèdent une teneur relativement marquée en aluminium, tels que les légumes à grandes feuilles du type épinards ou laitues, les radis, les champignons, les céréales, les produits laitiers, les fruits confits, les bonbons, les gâteaux, le pain, les viennoiseries, le cacao et le thé. On constate qu'en dehors du dernier cité, les enfants sont largement confrontés à un apport alimentaire en aluminium suffisamment abondant pour ne pas leur surcharger la barque avec les produits vaccinaux dont on les inonde.

Il a fallu attendre le cri d'alarme poussé par plusieurs agences nationales pour que l'Autorité Européenne de Sécurité des Aliments ou EFSA selon son acronyme anglais, divise par sept les normes internationales et fixe en 2006 une Dose Hebdomadaire Tolérable Provisoire, abrégée en DHTP, de 1 mg/kg de poids corporel/semaine.

L'ajout d'aluminium permet aussi de rendre l'eau du robinet plus claire et transparente, donc plus attractive pour les consommateurs. Ce traitement permet notamment de réduire la présence de micro-organismes comme les bactéries, les virus ou les parasites, d'améliorer la couleur et la turbidité de l'eau et d'atteindre une qualité cadrant mieux avec les normes de potabilité. Cependant, il arrive que le processus de potabilisation ne soit pas correctement effectué et qu'il persiste des quantités parfois importantes d'aluminium à l'issue de son utilisation. Le taux maximal de ce métal dans l'eau de boisson a donc été établi en France à 200 μg/litre. Une teneur parfois allégrement dépassée dans plusieurs régions sans faire sourciller les bureaux de contrôle. Il est vrai que la santé publique ne se place pas perpétuellement au centre des préoccupations des organismes qui en sont chargés.

Selon le principe "Puisque l'aluminium est partout, mettons-en dans tout", on a fini par retrouver ce métal dans les cosmétiques, en particulier les anti-transpirants et les crèmes de soins, dont celles dédiées à la protection solaire. Jusqu'à 20% de la composition pour certaines marques ! On vit alors apparaitre une conséquence inattendue de ce métal... Il se comporte comme un perturbateur endocrinien, agissant notamment sur les estrogènes, ce qui en fait un dangereux cancérogène pour les femmes. Lesquelles sont justement les principales utilisatrices de ce genre de produit. Les plus perspicaces parmi les médecins ont remarqué au cours des dernières décennies que, non seulement le nombre de cancers du sein croissait de façon exponentielle, mais que deux tumeurs sur trois se localisaient dans le quadrant supéro-externe. C'est-à-dire la partie de la glande la plus proche des aisselles, cible habituelle des déodorants...

L'industrie cosmétique se trouve être la cousine germaine de Big Pharma. Elle emploie donc les méthodes en usage dans la Famille consistant à tout nier en bloc et refuser d'approfondir la recherche de toxicité. Par contre, elle a commencé à retirer le métal de ses produits en n'hésitant pas à faire de l'absence d'aluminium un argument de vente ! Quant aux firmes pharmaceutiques, elles réfutent formellement tout effet délétère de ce métal dont elles abusent, d'une part dans les pansements gastriques ou intestinaux et, d'autre part, comme adjuvant préférentiel pour la plupart des vaccins.

L'alu, un intrus qui s'incruste

Finalement, le métal aluminique est omniprésent dans notre environnement. Mais à la différence des oligo-éléments comme l'iode, le fer, le cuivre, le zinc, le sélénium ou le chrome, l'aluminium n'intervient dans aucun de nos métabolismes et ne participe à aucune de nos fonctions physiologiques. Pire, il n'est pas seulement inutile, il possède des capacités de nuisance telles que, dès que sa présence à bord de notre organisme est détectée, tout est immédiatement mis en œuvre pour l'éliminer par voie fécale et urinaire.

D'après les industriels qui l'intègrent massivement dans leurs produits, c'est précisément notre capacité à nous débarrasser rapidement de ce métal qui nous sauve. Ils martèlent toujours actuellement cette argutie chimérique. S'il est vrai que l'aluminium, quand on l'introduit par voie orale dans un tube digestif sain n'entraine qu'une constipation avant son évacuation complète. Mais dans toutes les autres circonstances, ce métal se transforme en poison mortel...

Il peut nous envahir à travers toutes nos frontières ! En premier lieu la barrière intestinale. On a laissé depuis trente ans toute liberté à l'industrie agro-alimentaire pour détruire notre microbiote entérique et rendre notre muqueuse digestive aussi peu étanche qu'une vieille passoire. Les particules métalliques s'engouffrent dans notre système circulatoire, lequel, comme son nom l'indique, fait "circuler" ce métal toxique dans les moindres recoins de notre corps. Après avoir, au passage, bousillé notre foie et nos reins, le métal se retrouve dans les urines. Il suffit d'ailleurs de doser l'aluminium éliminé dans les urines de 24 heures pour mesurer notre hyperperméabilité intestinale, responsable de l'explosion des maladies auto-immunes. Avec comme premiers de cordée les thyroïdites de Basedow et d'Hashimoto.

Si la bouche sert de voie d'entrée quotidienne à de grosses quantités d'aluminium, celui-ci peut pénétrer par tous les pores de la peau, par voie respiratoire et même par injection. Une irruption massive s'opérant le plus souvent à notre insu. Si bien que l'intrus ne pouvant plus être correctement rejeté, il s'amoncelle dans l'organisme. Surtout si les reins travaillent moins bien… Je note d'ailleurs qu'on ne contrôle jamais la fonction rénale des enfants avant de leur envoyer leur dose massive d'alu ! Pourtant il leur suffit d'avoir un peu chaud ou légèrement soif pour garder définitivement en eux le métal neurotoxique. Et étonnamment, le contrôle préalable de l'albumine à la bandelette dans le flacon d'urine a été banni dès que les vaccins aluminés se sont généralisés…

L'alu franchit toutes les barrières, y compris cérébro-méningée puisqu'on le retrouve dans le cerveau des personnes atteintes de maladie d'Alzheimer ou de Parkinson, et placentaire, ce qui permet au fœtus de se familiariser avec ce poison bien avant sa naissance.

Dès lors, les justifications fumeuses des industriels ne tiennent plus la route. Leurs beaux discours sur l'élimination complète du métal absorbé ou sur son absence totale de toxicité dégagent un relent soufré. Une fois entré, l'importun s'implante, le fâcheux s'enracine. Les doses maximales quotidiennes à ne pas dépasser… sont tous les jours dépassées ! D'autant qu'il se superpose un phénomène dont personne ne nous parle car cela sonnerait l'enterrement en grandes pompes de ce métal : **l'effet cumulatif**.

En effet, dire aux gens que, s'ils ne dépassent pas 1 mg par kilo de poids corporel par semaine, ils ne risquent rien, c'est faire volontairement abstraction de deux cumuls, dans le temps et dans l'espace. Dans le temps, cela signifie que la quantité non éliminée à la fin de la semaine s'ajoute au stock déjà définitif accumulé au cours des semaines précédentes. Auquel s'ajoutera chaque semaine encore un peu d'aluminium. Dans l'espace, cela sous-entend que la quantité réelle hebdomadaire est incalculable !

Prenons l'exemple courant d'un enfant qui, entre sa huitième et sa vingt-quatrième semaine, va recevoir un certain nombre de vaccins obligatoires dont la plupart contiennent des doses majeures d'aluminium. Ce bébé est nourri sur la même période avec du lait 1er âge dont la majorité des marques contient de l'aluminium. Il élimine assez mal car ses petits reins sont encore un peu fragiles et il est né juste avant un été caniculaire. Quelle quantité d'aluminium engrange-t-il chaque semaine ? Aucun parent ne peut répondre à cette question dont je n'ai pas la solution. Par contre, je crains vraiment pour lui qu'il fasse très vite de l'allergie, puisqu'il présente une maladie auto-immune un peu plus tard avant de finir sa vie dans une unité Alzheimer... si on lui trouve encore une place !

Et pourtant, quand ce bébé sera lui-même papa ou maman, il continuera malgré lui à intoxiquer ses propres enfants de manière identique, en leur faisant peut-être absorber encore plus de poison. À moins que...

L'adjuvant idéal car très mal supporté

Vous l'avez parfaitement compris. Pour vendre plus de vaccins, il faut garantir, à défaut de sécurité, une efficacité suffisante. En l'occurrence, un taux d'anticorps au sommet que l'on obtient par l'adjonction d'un booster, le plus irritant possible. De très nombreux adjuvants ont été développés au cours du temps, mais rares sont ceux qui ont dépassé le stade de l'expérimentation pour aboutir à leur utilisation en pratique vaccinale de routine. En fait les adjuvants à base de sels d'aluminium sont les plus utilisés depuis plus de 70 ans. Justement parce qu'étant très mal tolérés, ils affolent notre système de défense et déclenchent une réaction immunitaire d'une rare violence. Si bien que le plus innocent des vaccins, une fois mélangé à des sels d'aluminium, provoquera artificiellement une spectaculaire ascension des immunoglobulines de bon augure pour une future campagne vaccinale.

Malheureusement, les preuves de nuisance de l'aluminium se sont autant accumulées chez les chercheurs que le métal dans les tissus des vaccinés. Quelques exemples parmi la multitude... Le nombre alarmant de neuropathies évolutives telles que maladie de Parkinson ou de Charcot dans les zones où l'eau de boisson regorge d'aluminium comme l'île de Guam ou certaines régions françaises ; les taux d'élimination urinaires d'aluminium quarante fois plus élevé chez les porteurs de scléroses en plaques ; les cancers des voies urinaires ou des poumons chez les ouvriers de l'aluminium ; les troubles cognitifs de type Alzheimer chez les mineurs exposés aux poussières d'aluminium ; l'effondrement des scores de développement mental chez les enfants nés prématurément et nourris par alimentation parentérale contenant de l'aluminium ; les cas de démences fulgurantes chez de nombreuses personnes au Royaume-Uni après déversement accidentel de plusieurs tonnes de sulfate d'ammonium dans une source d'eau potable.

Jusqu'à la mise en évidence en 1993 d'une pathologie directement liée à l'injection d'adjuvants aluminiques avec persistance de cristaux métalliques sur le site de piqûre et présence de symptômes généraux à type de fatigue chronique associée à des douleurs musculaires et articulaires. Cette myofasciite à macrophages, en abrégé MFM, a été décrite par l'équipe française du Professeur Gherardi, ce qui lui a valu la suspension définitive de tout crédit de recherche et la mise au ban de la communauté scientifique par les autorités de tutelle.

Malgré tout, en 2003, l'Institut de Veille Sanitaire souffla le froid après le chaud, en écrivant dans un rapport que "de nombreuses études montrent à présent que l'aluminium peut être toxique pour les plantes, les animaux et l'homme".

On accuse le peuple français d'être trop pusillanime et le seul au monde à s'interroger sur l'innocuité de cet adjuvant.

Mais, en 2011, c'est un chercheur israélien Yehuda Shoenfeld, qui a démontré que les adjuvants dans les vaccins, et particulièrement l'aluminium, seraient responsables de la hausse de certaines maladies immunitaires. Un nouveau terme a même fait son apparition dans la littérature scientifique : les syndromes auto-immuns induits par les adjuvants ou ASIA.

Sentant le vent tourner, plusieurs instances scientifiques, dont le Haut conseil de santé publique, l'Académie nationale de médecine et l'Académie nationale de pharmacie ont, entre 2012 et 2016, publié des rapports soulignant "l'intérêt et l'innocuité des adjuvants aluminiques". Ce qui a permis aux fabricants de vaccins de continuer à répéter en boucle que "l'aluminium est utilisé depuis plusieurs dizaines d'années sans qu'aucun effet indésirable majeur n'ait été consigné".

En d'autres termes, pour Big Pharma, l'absence de preuve vaut preuve de l'absence !

Des doses limites allègrement outrepassées

Réfléchissons un peu… La France, comme souvent, applique des normes américaines, en l'espèce celles établies par la FDA, laquelle a fixé à moins de 0,85 mg par dose la quantité maximale d'aluminium autorisée pour les adjuvants vaccinaux. Cela tombe bien car, justement, aucune dose vaccinale fabriquée aux USA ne contient plus de… 0,82 mg de ce métal. On comprend mieux comment la FDA a pondu ce chiffre qu'on croyait tiré du chapeau d'un magicien : c'est Big Pharma qui le lui a suggéré. Sauf que comparaison n'est pas raison et en appliquant bêtement à notre pays les normes américaines, nos autorités de tutelle ont mis en grave danger les bébés français ! Cela pour deux raisons tragiquement évidentes…

La première est liée au fait qu'il s'agit de la quantité maximale pour un adulte ! Si on ramène ce chiffre au kilo de poids corporel et que l'on considère qu'un adulte américain pèse en moyenne 85 kilos, cette limite toxique correspond alors à 0,01 mg, soit 10 microgrammes par kilo et par dose. Pour un enfant de cinq kilos, on ne devrait donc jamais dépasser 50 microgrammes d'aluminium par dose de vaccin !

La seconde se rapporte à la politique vaccinale de notre pays. En effet, à la différence de la quasi-totalité des démocraties mondiales, la France a imposé à partir du 1er janvier 2018 l'obligation vaccinale absolue pour onze vaccins et à tout-le-monde. Et je suis bien placé pour savoir que toute contestation ou simple question est sévèrement réprimée. Tandis que de l'autre côté de l'Atlantique où les droits citoyens sont respectés, les vaccins ne sont pas obligatoires mais fortement recommandés, et seulement quelques-uns. Ainsi, les parents américains ont la possibilité de demander une dérogation pour des raisons personnelles, médicales philosophiques ou religieuses. Quelle chance pour eux et quel malheur pour nous ! En effet, si on injecte simultanément plusieurs doses, il faut penser à additionner les quantités individuelles d'aluminium apportée par chaque vaccin. Petit calcul élémentaire auquel nos technocrates n'ont jamais pensé... Il n'y a pourtant pas besoin de sortir la calculette ni de passer par la méthode logarithmique pour se rendre compte que dès l'âge de 2 mois, la première séance vaccinale introduit dans le corps d'un bambin la bagatelle de 1400 microgrammes d'aluminium, soit près de trente fois la dose maximale autorisée. Idem à 4 mois et ainsi de suite !

Cela sans compter le fait que les métaux, lorsqu'ils sont introduits par injection, se caractérisent par la difficulté de leur élimination et leur propension à s'accumuler dans nos tissus, en particulier dans nos neurones qui sont les seules cellules du corps qui ne se renouvellent jamais. N'oublions pas non plus que si Big Pharma bousille notre progéniture, Big Miam ne la ménage pas non plus en polluant leur nourriture quotidienne par des montagnes d'aluminium.

Pour clore ce chapitre dramatique, je me permets une petite remarque personnelle. Au prétexte de rendre plus intelligents les nouveau-nés, nous sommes l'un des rares pays où, sur les consignes des autorités de santé, on administre presque systématiquement du Levothyrox® aux femmes enceintes au risque de les rendre définitivement hypothyroïdiennes Et dans le même temps, nous sommes la seule nation à introduire de force dans les quadriceps des bébés, dès leurs premières semaines de vie, des quantités d'aluminium qui réduisent très vraisemblablement leurs capacités intellectuelles. Au lieu d'incriminer nos vaillants enseignants, ne devrait-on pas chercher de ce côté une explication au moins partielle au positionnement minable de la France dans les profondeurs du classement scolaire mondial ?

Des solutions de remplacement

Il y aurait une solution simple et pragmatique pour mettre un terme définitif à la polémique sur l'aluminium : le remplacer par un adjuvant naturel non toxique... Figurez-vous que cette solution existe et a déjà été mise en application. En effet, tout en répétant en boucle que l'aluminium ne pose aucun problème, les fabricants cherchent depuis longtemps à lui substituer une substance qui serait, en quelque sorte, encore moins toxique que... atoxique. Un peu comme le plus blanc que blanc du regretté Coluche !

Mais si trouver quelque chose de moins dangereux que l'aluminium semble facile, il faut que ce quelque chose soit aussi efficace dans le registre de l'intolérance ! Et sur ce plan-là, les firmes pharmaceutiques ne sont pas prêtes à lâcher le morceau. Chaque année qui passe rend plus difficile le grand remplacement de cet adjuvant. Pour des raisons économiques du côté des industriels, pour des motifs administratifs sur l'aile des politiques. Les deux partageant d'une même voix la position de Jules Renard : "Le temps perdu ne se rattrape jamais. Alors, continuons de ne rien faire".

Pourtant l'Institut Pasteur, face aux risques présentés par les sels d'aluminium, a décidé, pour des raisons de Santé Publique, de mettre au point dès le début des années 1970, des vaccins adsorbés sur **phosphate de calcium**. Ces vaccins dénommés IPAD pour Institut Pasteur ADsorbés se sont révélés à la fois performants et parfaitement tolérés. Le Professeur Relyveld, hommage lui soit rendu, un chercheur de l'Institut à l'origine de cette initiative, a recensé tous les avantages de ce choix du phosphate de calcium. Principalement parce qu'il est un constituant naturel de l'organisme, bien toléré, facilement résorbé, et qu'il a été démontré que, contrairement à l'aluminium, le phosphate de calcium n'accroit pas la production d'IgE, ces immunoglobulines qui traduisent une intense réaction allergique de l'organisme. Très vite, le phosphate de calcium a été inscrit sur la liste des adjuvants autorisés dans la pharmacopée européenne et de nombreux pays l'ont intégré à leurs vaccins. Le NVAC, Comité National Américain sur la Vaccination recommandait ce nouvel adjuvant dans son rapport de 2008 comme alternative aux sels d'aluminium.

Cependant les conseilleurs ne sont pas les payeurs me disait ma grand-mère, et les grands labos se moquent pas mal des considérations humanistes dès lors qu'elles s'opposent à leurs intérêts financiers... En janvier 1985, l'Institut Pasteur a été racheté par Mérieux, lequel a aussitôt fait disparaitre le phosphate de calcium des vaccins et imposé le retour à l'aluminium.

Aucune motivation autre que mercantile n'empêche théoriquement le Gouvernement d'imposer dans un très court délai et pour les mêmes raisons de santé publique, l'interdiction de l'aluminium dans l'ensemble des vaccins injectés en France. Le phosphate de calcium est un adjuvant reconnu, efficace, ayant fait la preuve de son innocuité et ne présentant pas les effets délétères largement démontrés des sels d'aluminium. Il a représenté l'unique adjuvant des vaccins nationaux contre la diphtérie, le tétanos, la polio et la coqueluche de 1974 à 1986. Exigeons donc son retour immédiat !

D'autres adjuvants sont apparus récemment ou sont en cours d'étude. Ce qui confirme au passage que les fabricants de vaccins craignent un peu pour l'avenir de leur business s'ils maintiennent l'alu contre vents et marées ! Précurseur de la vitamine D, présent dans le foie de requin d'où son nom de **squalène**, mais assez répandu chez d'autres animaux, cet adjuvant a été très utilisé pour les vaccins antigrippaux pandémiques de 2009. Son éviction des vaccins destinés aux nourrissons, aux femmes enceintes et aux personnes fragiles fit craindre, à la population et à juste titre, que ce nouvel adjuvant expérimental ne présentât pas toutes les garanties de sécurité qu'elle était en droit d'attendre. D'où le sketch inénarrable de Madame la Ministre se faisant vacciner publiquement, sous l'œil inquisiteur des photographes, dans le seul but de rassurer le peuple et au moyen d'un vaccin… visiblement sans squalène car incolore et non laiteux ! Ce qui enterra aussitôt l'infime résidu de confiance persistant chez les plus crédules et détourna définitivement nos compatriotes du vaccin antigrippal.

De nombreux effets délétères sur le plan neurologique ont été attribués au squalène, habilement dissimulé dans les notices sous les matricules MF59 et ASO3. D'abord, le syndrome de fatigue chronique ayant affecté des centaines de soldats américains lors de la Guerre du Golfe, non seulement les combattants mais aussi ceux qui avaient juste été vaccinés sans aller sur place… Évidemment, l'Armée et le gouvernement US ont nié formellement toute relation de cause à effet !

Un autre évènement indésirable est apparu consécutivement à la vaccination antigrippale avec squalène, la narcolepsie. Cette maladie habituellement rarissime qui provoque des endormissements brutaux plusieurs fois par jour a vu son nombre de cas apparemment augmenté lors de la campagne vaccinale H1N1 et le squalène a été mis sur la sellette. Plusieurs études, notamment finlandaises et suédoises, conclurent que le risque de développer une narcolepsie après le Pandemrix® se trouvait effectivement multiplié par 3 à 5. Je reconnais d'ailleurs avoir eu dans ma patientèle une jeune fille devenue narcoleptique suite à son passage dans un vaccinodrome. Mais chut ! Je vais encore être accusé de conspirationnisme... Oserai-je ajouter qu'on a signalé la présence de squalène dans certains vaccins contre la Covid ?

Il faut enfin savoir que d'autres adjuvants ont fait leur entrée dans les seringues. Des produits huileux, un peu comme le squalène, mélangés à de l'eau ; la saponine issue des enveloppes de végétaux et capable de stimuler l'ensemble de la réponse immunitaire ; les lipopolysaccharides bactériens, ou LPS, extraits d'endotoxines bactériennes. De nombreuses autres molécules sont à l'étude dont je ne vous donnerai que l'immatriculation abrégée pour vous éviter un solide mal de crâne : CpG, PAMPs, MPS, antagonistes des PRR, etc.

En bref, il y a largement de quoi faire pour troquer l'alu contre un autre adjuvant moins criminel et rassurer enfin les récalcitrants à la vaccination. La balle est désormais dans le camp du ministre de la Santé... Et que l'on cesse de prétendre, du côté de l'avenue de Duquesne, qu'on ne savait pas !

Pharmacovigilance, une honte sanitaire

Apparemment, tout-le-monde ne sait pas, même en haut lieu, qu'un vaccin est un médicament, et non pas un produit ménager ! Le personnage est connu et son parcours scientifique respectable. Il a été spécialement choisi par le gouvernement pour présider le Conseil Scientifique constitué pour lutter contre la crise sanitaire. Pourtant, la petite phrase qu'il a prononcée au sujet du vaccin anti-Covid a fait bondir les médias et mis les usagers de Tweeter en ébullition. "Ce vaccin est très particulier, c'est un peu une forme de vaccin-médicament, puisqu'en fait, il protège contre les formes sévères et les formes graves, et ça n'a pas été assez dit". Comment ! On nous aurait caché cette incroyable réalité... Je vais donc faire ici une révélation stupéfiante mais la remarque de ce célèbre Professeur de Médecine dénote son inacceptable ignorance de ce qu'est un médicament. Que les journalistes des chaines publiques soient des ignares en matière de pharmacologie ou que les usagers des réseaux sociaux soient dénués de toute connaissance scientifique, passe encore... Mais qu'un mandarin, spécialiste de l'immunologie, responsable de la gestion nationale de l'épidémie, semble découvrir sur un plateau de télévision que les vaccins appartiennent, aux yeux de la législation, à la grande famille des médicaments, je n'en suis toujours pas revenu...

J'invite donc mon honorable confrère et toutes les personnes qui ont fait des gorges chaudes de sa remarque, à se rendre sur le site de Légifrance et y relire la définition du médicament que donne le Code de Santé Publique dans son article L5111-1 : "On entend par **médicament** toute substance ou composition présentée comme possédant des propriétés curatives ou préventives à l'égard des maladies humaines ou animales [...]". Donc les vaccins, qui sont présentés comme ayant des propriétés préventives à l'égard des maladies humaines sont effectivement des médicaments au sens officiel de ce terme. Ils l'ont toujours été, bien avant l'arrivée des vaccins contre la Covid 19. De plus, le fait qu'un vaccin protège contre les formes sévères et les formes graves ne le rend pas très particulier puisque c'est précisément pour cela qu'il obtient son autorisation de mise sur le marché... Avec des experts aussi haut perchés dans l'orbite géostationnaire, on comprend mieux certaines errances dans la gestion au quotidien de la crise pandémique !

La pharmacovigilance, pas pour les vaccins !

Cette anecdote croustillante met le doigt sur l'une des anomalies les plus dramatiques dans le domaine de la Santé Publique : l'organisation de la pharmacovigilance. Celle-ci a été mise en place dans notre pays pour la première fois en 1984 par un décret instituant auprès du ministre chargé de la santé une commission nationale de la pharmacovigilance. Sa mission était clairement énoncée et consistait à recueillir les informations sur les effets inattendus ou toxiques des médicaments postérieurement à la délivrance de l'autorisation de mise sur le marché ; donner un avis au ministre chargé de la santé sur les mesures à prendre pour faire cesser les incidents et accidents liés à un médicament ou à l'emploi simultané de plusieurs médicaments ; proposer au ministre chargé de la santé les enquêtes et travaux qu'elle estime utiles à l'exercice de la pharmacovigilance. Les articles suivants précisaient la composition et le mode de fonctionnement de ladite commission.

Aujourd'hui le système de veille est piloté au niveau national par l'ANSM assistée par un réseau de 31 centres régionaux de pharmacovigilance, les CRPV. Cette logistique s'intègre dans l'organisation à l'échelle européenne de la pharmacovigilance.

Avez-vous quelque chose à déclarer ? Tout effet indésirable suspecté d'être dû à un médicament doit être déclaré aux autorités compétentes, qu'il soit mentionné ou non dans le résumé des caractéristiques du produit ou dans la notice. Un **effet indésirable** est une réaction nocive et non voulue à un médicament en cas d'utilisation conforme aux termes de son autorisation de mise sur le marché ou lors de toute autre utilisation à type de surdosage, mésusage, abus de produits ou erreur médicamenteuse. On parle d'effet indésirable **grave** en cas de décès ou d'invalidité durable, d'hospitalisation provoquée ou prolongée, ou encore d'anomalie congénitale. J'ajouterai la notion d'effet indésirable **inattendu** lorsque sa nature, sa sévérité ou son évolution ne correspondent pas aux informations réglementaires du médicament, telles que décrites lors des phases d'études cliniques.

Qui déclare l'effet indésirable ? La loi est formelle : "Les médecins, chirurgiens-dentistes, sage-femmes, pharmaciens ont **l'obligation** de déclarer immédiatement tout effet indésirable suspecté d'être dû à un médicament, dont ils ont connaissance, au centre régional de pharmacovigilance dont ils dépendent". Je peux témoigner que, pendant des décennies, quasiment aucun professionnel de santé dans mon large cercle de connaissances n'a effectué de signalement. À part un collègue dont la prescription d'un antiinflammatoire chez un rhumatisant avait provoqué un syndrome de Lyell étendu nécessitant une hospitalisation prolongée… La procédure de signalement a longtemps été jugée trop complexe, trop chronophage pour des professionnels de santé abattant souvent deux fois les 35 heures syndicales dans la même semaine. Et surtout trop aléatoire quant à la destinée du formulaire. Plusieurs études affirment que tous effets secondaires cumulés, seuls 5 à 10 % font l'objet d'une déclaration. Je suis personnellement convaincu que le chiffre est encore inférieur pour les vaccins.

Ce qui est d'ailleurs fort logique car le même texte dispense tous les autres citoyens d'établir un signalement. L'expression utilisée pour les autres soignants est beaucoup plus laxiste : "Tout autre professionnel de santé ayant observé un effet indésirable susceptible d'être dû à un médicament **peut** également en faire la déclaration auprès du centre régional de pharmacovigilance dont il dépend". Déjà qu'on ne le fait jamais quand c'est obligatoire, je vous laisse imaginer le résultat d'un signalement facultatif.

Quant aux non-soignants, voilà ce qu'a prévu pour eux le législateur : "Les patients ou leur représentant, les associations agréées que pourrait solliciter le patient, **peuvent** déclarer, auprès du centre régional de pharmacovigilance dont ils dépendent, les effets indésirables que le patient ou son entourage suspecte d'être liés à l'utilisation d'un ou plusieurs médicaments". On ne compte pas le nombre de patients, y compris en *class action*, qui n'ont pas osé affronter le monstre Big Pharma ou se sont très vite découragés devant les embûches volontairement placées sur leur chemin.

En ce qui concerne les entreprises pharmaceutiques, elles doivent déclarer par voie électronique, à la base de données européenne Eudravigilance "tout effet indésirable grave suspecté, survenu en Europe ou dans un État partie à l'accord sur l'Espace économique européen ou survenu dans un pays tiers, dont elles ont connaissance, au plus tard dans les 15 jours suivant la réception de l'information". En d'autres termes, si un produit anti-Covid provoque le décès d'une seule personne sur un million de vaccinés, on aura en Europe plusieurs dizaines de morts avant que l'information soit rendue publique… C'est un véritable scandale d'autoriser un tel délai. Lequel est d'ailleurs porté à 90 jours si l'effet indésirable est un peu moins grave. Du temps des pigeons voyageurs, les nouvelles importantes circulaient plus vite !

Cette situation lamentable dans laquelle se trouve actuellement la pharmacovigilance constitue une honte intolérable. Sa réorganisation doit faire partie des mesures que j'ai regroupées en fin d'ouvrage et que je préconise de prendre en urgence absolue. En tous cas, cela explique en partie la sous-notification dramatique dont souffre la vaccinovigilance. Mais ce n'est que la partie visible de l'iceberg. D'autres éléments viennent aggraver l'inquiétude soulevée dans la population…

D'abord on note parmi tous les textes officiels traitant de la pharmacovigilance, l'absence formelle de paragraphe consacré spécifiquement à ces médicaments particuliers que sont les vaccins. On a pris le soin d'inclure dans l'ensemble des médicaments, les produits cosmétiques contenant une substance ayant une action thérapeutique ou incluant des substances vénéneuses, les produits diététiques qui, par leur composition, ont des propriétés spéciales recherchées en thérapeutique, les produits supprimant l'envie de fumer ou réduisant l'accoutumance au tabac. Sans oublier les très controversées thérapeutiques médicamenteuses parallèles, en particulier l'homéopathie et la phytothérapie, dont les prescriptions répondent également à la définition de "médicaments".

L'ANSM précise même sur son site qu'elle ne limite pas sa mission à la pharmaco-surveillance, mais qu'elle monte aussi la garde dans d'autres secteurs qui vont de l'addictovigilance à la matériovigilance, en transitant par l'hémovigilance, la cosmétovigilance et la réactovigilance, sans oublier la très exotique tatouvigilance. Mais **pas** de vaccinovigilance ! Or, si les vaccins sont considérés de plein droit comme des médicaments, ils constituent un groupe à part. Ne serait-ce que pour deux raisons principales. La première est que de nombreuses vaccinations sont exigées de façon temporaire ou définitive dans un certaines circonstances telles que professions exposées, voyages en zones à risque, émergence épidémique, populations fragiles, ou tout simplement obligation légale comme les onze vaccins que s'enfilent nos descendants depuis le 1er janvier 2018. Il me semble que quand on impose une obligation vaccinale, officiellement par la Loi ou hypocritement par un pass vaccinal, surtout si son utilité ne saute pas aux yeux de tout-le-monde, on doit s'assurer de l'innocuité des produits utilisés en leur dédiant un chapitre spécial dans la législation. Surtout que les cibles visées ne sont, en principe, pas encore malades au moment de l'injection.

La seconde raison ressort du délai d'apparition de l'effet indésirable. Nul ne discutera jamais un lien causal lorsqu'un vacciné décède, quelques minutes après la piqûre, d'un choc anaphylactique ou d'un étouffement par œdème de Quincke. Quoique certains experts à la solde des labos – j'ose le pléonasme – seraient encore capables de soutenir que l'accident allergique est lié à la rencontre inopinée avec une guêpe agressive ou à la présence d'une plante tropicale dans la salle d'attente. Je me demande à ce sujet combien de vaccinateurs plus ou moins autoproclamés par le Gouvernement disposent, à portée de main et en cas de besoin, des injectables salvateurs et du matériel ad hoc de réanimation.

On a appris aux pharmaciens à piquer dans le muscle du bras, ce qui peut se faire sans longue formation et les yeux fermés. Mais savent-ils faire une intraveineuse ou une intubation ? Dans ces conditions, faire patienter les gens par sécurité un quart d'heure dans leur officine après la vaccination équivaut à leur proposer une petite virée au royaume d'Ubu.

En revanche, lorsque la réaction post-vaccinale s'opère à moyen ou à long terme, la relation de cause à effet sera plus facilement omise, voire niée. Car si les médicaments se prennent souvent quotidiennement dans les affections de longue durée, les vaccins sont ponctuels. Une ou deux doses le plus souvent, et à la rigueur un rappel. Alors le jour où l'on tombe malade, difficile de faire le trait d'union avec une injection effectuée parfois des années auparavant. Déjà que c'est souvent la croix et la bannière dans les situations les plus évidentes. Cela a pris trente ans pour retirer le Glifanan de la vente alors que ses dégâts avaient été déplorés un peu partout. Le Mediator a été maintenu dans nos pharmacies dix années de plus que dans celles des autres pays parce que Monsieur Servier avait la nationalité française...

Et combien de temps a-t-il été nécessaire avant de débarrasser notre environnement des métaux toxiques qui l'encombraient ? Les pouvoirs publics ont fait poireauter les victimes près d'un siècle avant d'admettre que **l'amiante** possédait un pouvoir carcinogène proportionnel à ses qualités calorifiques. Il a fallu des décennies de saturnisme infantile souvent mortel pour cesser de considérer cette intoxication par le **plomb** comme étant exclusivement d'origine environnementale, et pour fixer enfin un seuil maximum de plombémie chez l'enfant à 50 microgrammes par litre de sang... le 17 juin 2015. Idem pour le **mercure** interdit dans nos thermomètres et retiré des amalgames dentaires, mais toujours présent dans les vaccins injectés actuellement à nos enfants ! Alors l'aluminium...

D'ailleurs, d'une façon générale, on ne s'était guère préoccupé jusqu'à présent de la mise en danger des femmes enceintes et de leurs bébés par les médicaments et les vaccins. Certes une mise en garde se trouve obligatoirement mentionnée quelque part sur la notice, mais d'une part celle-ci n'est pas forcément apprise par cœur par le prescripteur et, d'autre part, le médicament peut être pris en automédication. Sans oublier que le diagnostic de grossesse n'est parfois établi qu'au cinquième ou sixième mois, surtout avec l'usage de certains moyens contraceptifs. Ce n'est que depuis le 17 octobre 2017 que deux pictogrammes d'alerte sont visibles directement sur la boîte. Le premier, un **panneau barré**, signifie une interdiction : le médicament est alors formellement contre-indiqué aux femmes enceintes. Le second, un **panneau triangulaire**, signale un danger : le médicament doit être utilisé seulement s'il n'existe pas d'alternative. Soixante pour cent des spécialités vendues en pharmacie sont désormais marquées d'un pictogramme "grossesse" : deux tiers pour indiquer un danger, un tiers pour une interdiction. Mais que l'on se rassure, les vaccins à ARN messager, dont on présume sans preuve formelle la parfaite sécurité, ne portent aucun pictogramme !

Des conflits d'intérêts dans les agences !

C'est en quelque sorte " grâce " à l'affaire du Médiator et surtout suite à l'intervention courageuse d'une pneumologue brestoise qu'ont été étalés au grand jour les conflits d'intérêts révoltants qui polluent, à tous les niveaux, les instances décisionnelles de notre pays. La protection inouïe dont a bénéficié à cette occasion le laboratoire Servier a au moins permis de confirmer publiquement la réalité de certaines pratiques malheureusement courantes dans le domaine pharmaceutique.

Qu'appelle-t-on conflit d'intérêt ? Eh bien, sachez-le… N'étant pas défini par la loi française à la différence de la prise illégale d'intérêts, ce n'est pas un délit sanctionné pénalement, même s'il a quelquefois comme conséquence la mort de centaines de personnes. Comme on l'a vu dans la Covid ! Il s'agit d'un antagonisme entre la mission d'un agent public et ses intérêts privés, situation susceptible d'influencer la manière dont il exerce ses fonctions. En d'autres termes, le conflit d'intérêt peut potentiellement remettre en cause la neutralité et l'impartialité avec lesquelles la personne doit accomplir sa mission du fait de ses intérêts personnels. On pourrait imaginer avec une candeur désuète que ces comportements d'un autre âge sont réservés aux fonctionnaires des républiques bananières, mais pas du tout. La délinquance en col blanc sévit jusque dans les salons feutrés des ministères de notre merveilleuse République.

Si demain, un nouveau gouvernement décidait de mettre à la porte tous les gens qui œuvrent au sein des principales institutions et ont au moins un lien plus ou direct avec une firme médicamenteuse, les salles de réunion se videraient comme des rues piétonnes en période de confinement. Quand les pots de vins sont minimes et que le marché concerne des substances anodines, cela peut s'intégrer dans une conception permissive de la vie démocratique. Mais en matière de vaccination, il y a des limites infranchissables. D'autant que l'on s'adresse à des personnes en bonne santé et, très majoritairement, à des enfants en bas âge.

J'ai beaucoup de mal à concevoir que le calendrier vaccinal soit encore actuellement établi par le Comité Technique des Vaccinations dont certains membres titulaires ont un pied, ou les deux, voire le reste, solidement ancrés chez les fabricants. La plateforme officielle d'information sur les vaccinations, la bien nommée Infovac, est gérée en grande partie par des pédiatres rémunérés par les laboratoires. La grande prêtresse suisse de la vaccinologie, titulaire de la seule chaire européenne en la matière, très impliquée dans la politique vaccinale de l'Union, a longtemps travaillé pour Sanofi-Pasteur. Mais tout ceci n'est pas secret et se trouve en accès libre sur Internet. À l'instar des liens d'intérêts des chefs de services et des multiples "experts spécialistes super-compétents" qui engluent les débats des chaines de télévision juste pour encaisser leur chèque à la sortie du studio. Puisque tout est permis, pourquoi s'en cacher ?

Après tout, on a le droit de vivre… tant que ça ne tue pas les autres ! Or c'est justement ce qui a perdu l'Agence française de sécurité sanitaire des produits de santé. Le drame du Médiator a constitué la goutte qui a fait déborder le flacon de fiel. Une fois le laboratoire démasqué, on a mis la loupe sur l'entourloupe ! Et sur l'association de malfaiteurs ayant autorisé cette inacceptable magouille. Au printemps 2012, l'AFSSAPS disparaissait de la circulation et cédait sa place à l'ANSM, l'Agence nationale de sécurité du médicament et des produits de santé. Une infime modification du nom, au prétexte officiel de "renforcer la surveillance et l'évaluation des produits de santé" et assurer "un meilleur encadrement des prescriptions, notamment hors autorisation de mise sur le marché ou à titre d'autorisation temporaire d'utilisation".

En réalité, la nouvelle loi réglemente les liens d'intérêt entre les professionnels de santé et l'industrie pharmaceutique et n'hésite pas à l'inscrire clairement dans le communiqué de presse accompagnant sa promulgation. Celui-ci indique que l'ANSM aura pour fonction de garantir la sécurité des patients lors de l'utilisation des médicaments et des produits de santé. Ah bon, ce n'était pas le cas auparavant ? Dans le but de rassurer sur l'indépendance des membres qui la composent, l'agence publiera en ligne les déclarations d'intérêts des agents exerçant des fonctions qui le justifient. Promettant une complète transparence, elle s'engage également à la "traçabilité des travaux précédant une prise de décision" et au "partage de l'information avec tous les publics, aussi bien les professionnels de santé que le grand public".

Ainsi le nouvelle agence nous déclare qu'elle souhaite "contribuer à restaurer la confiance des citoyens dans les produits de santé". En d'autres termes, l'objectif est juste d'étouffer le scandale et de retourner le plus vite possible à la vie d'avant. On a créé l'AFSSAPS en 1998 juste après le scandale du vaccin contre l'hépatite B et l'ANSM en 2012 après celui du Médiator. Je prédis la mise en place d'une prochaine agence de pharmacovigilance dans quelques mois, quand qu'on aura sanctionné les gestionnaires du drame humain vécu par les plus jeunes et les plus âgés à cause de la Covid. Mais le seul changement d'enseigne n'a pas le moindre intérêt si tout le reste est pérennisé en l'enrobant dans de belles paroles. Et quand on fait un petit tour sur le site de l'ANSM, on en reste comme deux ronds de flan…

Il existe effectivement une liste des conflits d'intérêt, mais elle concerne des milliers de personnes, du président au stagiaire. Je pense que l'on y trouvera probablement les liens déclarés par la femme de ménage ou l'ouvrier d'entretien, des fois qu'ils dégottent dans les poubelles des document secrets ou compromettants. Mais surtout ce sont les mêmes personnages que ceux mis en cause précédemment. On a repeint la façade dans un ton blanc immaculé… mais en conservant les locataires. Surtout les plus influents. On y trouve, parmi beaucoup d'autres, celui qui a piloté à la fois la Commission Technique des Vaccinations de 2007 à 2016 et la politique vaccinale de nos gouvernants sur la même période. Outre ses fonctions déjà citées à la CTV et au HCSP, le Haut Conseil de la Santé Publique, on apprend qu'il a exercé de nombreuses missions au sein d'organismes aussi prestigieux que la Haute Autorité de Santé ou la Direction Générale de la Santé. Mais surprise ! Aucune trace de ses longues relations avec les fabricants de vaccins. Quand on connait, comme moi, la véhémence de ses convictions sur la totale innocuité des métaux présents dans les vaccins et l'importance capitale d'immuniser contre le papillomavirus ou le rotavirus, on peut s'angoisser d'un potentiel passage de 11 à 15, puis à 20, du nombre des vaccinations obligatoires.

Un véritable parcours du combattant !

Petite supposition… Vous avez reçu une vaccination quelconque, disons il y a trois jours, et vous ressentez ce matin au réveil une sorte de malaise général avec un état de grande fatigue alors que vous venez de dormir comme un loir pendant huit heures. De plus, vos jambes sont engourdies avec une sensation de picotements sous la plante des pieds. Vous faites immédiatement le lien avec le vaccin, d'abord en raison de votre nature anxieuse et surtout parce que vous venez d'achever la lecture de mon livre. Avant de contacter le seul généraliste survivant dans un rayon de 50 kilomètres à la ronde, vous décidez d'effectuer la déclaration de ce que vous craignez être un effet secondaire de cette fichue piqure.

Sachez que vous avez de la chance car, depuis peu, vous pouvez vous en charger vous-même et vous disposez pour cela d'Internet. Alors que pendant des décennies, seul votre médecin était habilité à s'en occuper. Il devait pour cela s'atteler au fastidieux remplissage d'un formulaire aussi épais que l'un de ces anciens bottins mondains trônant à proximité du téléphone à cadran rotatif. Ce qu'il ne faisait évidemment jamais, même si, la main sur le cœur, il jurait le contraire. Vous voilà donc péniblement assis devant votre ordinateur préalablement connecté au Web par la fibre optique ou le réseau 4G de votre smartphone. Je sais, votre département n'est toujours pas desservi, mais c'est pour simplifier…

Vous entrez dans votre moteur de recherche favori la requête *Déclarer un effet indésirable*. Instantanément s'affiche, tout en haut de la liste des résultats, le site de l'ANSM. Avec ce sous-titre très engageant : "Signaler un effet indésirable, c'est un acte citoyen essentiel qui bénéficie à tous". Comme disait à chaque étage un gars qui tombait du haut d'un gratte-ciel : Jusqu'ici tout va bien… ! Vous cliquez sur le lien et vous atterrissez sur le sommaire du site. Logiquement vous validez la première ligne intitulée "Comment déclarer si vous êtes patient ou usager ?" Et badaboum, tout s'écroule ! Adieu simplicité, bonjour poussée d'acné. Deux pages vous proposent une liste ahurissante de tout ce qui peut poser problème, qu'il s'agisse d'un médicament, d'un dispositif médical ou d'un autre produit de santé. Tous les cas de figure sont prévus, y compris si votre maman a pris un antiépileptique pendant sa grossesse. Mais rien sur les vaccins !

Heureusement, vous n'êtes pas professeur émérite de Médecine. Vous n'ignorez donc pas qu'un vaccin est un médicament. Vous pointez votre souris sur cette rubrique et là, on vous suggère de vous rendre sur le portail de signalement du site *solidarites-sante.gouv.fr*. Vous obéissez puisque de toutes façons vous n'avez pas le choix. Une fois arrivé au bon endroit, nouveau laïus de félicitations pour votre participation à l'amélioration de la qualité et de la sécurité du système de santé… blablabla… en signalant sur ce portail les événements sanitaires indésirables… blablabla… que vous suspectez d'être liés aux produits de santé … blablabla…

Juste en dessous, nouveau tableau comportant huit icones cliquables : médicaments, dispositifs médicaux, produits de la vie courante ou de l'environnement, actes de soins, produits de tatouage, produits cosmétiques, compléments alimentaires, produits ou substances ayant un effet psychoactif. Toujours aucune indication pour les vaccins. À ce stade, parmi la poignée de volontaires téméraires ayant osé franchir le pas du signalement d'évènement indésirable post-vaccinal, la plupart ont abandonné faute d'avoir réussi à accéder à la bonne rubrique. Cependant, s'il n'en reste qu'un, vous êtes celui-là. Par conséquent vous insistez et tentez votre chance en appuyant d'un doigt ferme sur le bouton *Médicaments*.

Miracle, sous votre regard humide d'émotion, apparait enfin le mot "vaccins" tout en bas d'une liste incluant les produits homéopathiques, les préparations magistrales ou hospitalières et les médicaments à base de plantes. Il fallait le trouver ce qui suppose de le chercher dans la bonne rubrique… Mais ce n'est pas encore gagné car vous cliquez frénétiquement sur le terme vaccins et rien ne se passe ! Vous scrutez désespérément votre écran en quête de cette sacrée icône. Vous descendez sur la page pour prendre connaissance du paragraphe suivant : "Quels effets indésirables signaler suite à la prise d'un ou plusieurs médicaments ? Vous pouvez signaler toutes les réactions nocives et non souhaitées que vous suspectez d'être liées à un médicament, même si elles sont déjà mentionnées dans la notice." Et en plus, on vous nargue !

La suite vous fait monter un peu plus dans les tours avec une nouvelle question : "Qui peut signaler un effet indésirable ?" Mais ce n'est pas vrai... Ils ont remis le même paragraphe ! On vous précise gentiment pour la nième fois que "le patient ou son représentant peut signaler les effets indésirables qu'il suspecte d'être liés à l'utilisation d'un ou plusieurs médicaments". Vous voilà comme la bonne du curé. J'voudrais bien, mais j'peux point.

Quand vous arrivez à la dernière rubrique, la moins passionnante, racontant en détail "Comment le signalement est-il traité ?", votre énervement atteint son paroxysme. Vous frôlez la crise d'apoplexie. Inutile de dire que tout individu normalement constitué a, depuis longtemps, laissé tomber son signalement, éteint son ordinateur et balancé sa souris par la fenêtre. À l'ANSM, on appelle pudiquement cela "une sous-déclaration des effets secondaires". Mais pas vous qui n'abdiquez jamais. La garde meurt mais ne se rend pas. Soudain, votre opiniâtreté trouve sa récompense. Votre œil affuté vient de repérer, enfoui au fin fond d'un alinéa indigeste, un vague reflet bleuté qui pourrait ressembler à un lien. Dans la phrase "Vous souhaitez signaler un effet indésirable lié à un médicament ?", le verbe signaler parait d'une couleur différente. Avec votre pointeur, vous survolez le mot repéré, lequel redevient comme les autres au lieu de se surligner. Ce n'est pas possible, ils l'ont fait exprès ! Vous essayez néanmoins un clic timide...

Il se produit alors, devant vos yeux écarquillés, un évènement si inattendu que même le plus fervent des pèlerins de Lourdes ne l'aurait jamais espéré. Une nouvelle page s'ouvre ! Tout en haut, comme une devise sur le fronton d'une mairie, s'inscrit en caractères épais une phrase témoignant de la dimension infinie de l'humour bureaucratique : "Signaler un événement indésirable, c'est 10 minutes utiles à tous". Je vous jure, je n'invente rien ! J'imagine que dans le calcul, ils ne prennent pas en compte les deux plombent nécessaires pour arriver sur cette page, en supposant bien sûr qu'on y arrive un jour...

Ne chantez pas encore victoire. Vous n'en avez pas tout-à-fait fini avec votre chemin de croix. Vous avez le choix entre "vous êtes un particulier, vous êtes un professionnel de santé ou vous êtes un autre professionnel". Vous avez opté pour le particulier et vous accédez enfin au formulaire adéquat avec une série de cases à cocher. Sur la toute première ligne, vous lisez "Médicament/Vaccin". En peu plus loin, on vous invite à préciser si le produit en cause est un médicament ou un vaccin, les questions posées étant différentes. Voilà qui est clair. Franchement, n'aurait-on pas pu utiliser cette formulation dès le départ ? Pourquoi ne peut-on pas accéder immédiatement au questionnaire "Vaccins" dès le premier clic. Les pouvoirs publics ont-ils délibérément compliqué les démarches pour réduire les déclarations d'accidents à prendre en charge ? N'a-t-on inventé un système de pharmacovigilance que pour se donner une fausse bonne conscience en enfumant la population ?

En tout cas, il parait tout-à-fait indispensable de réformer d'urgence une telle procédure dont la complexité engendre à la fois l'inefficience… et l'effet défiance.

Vaccins contre Covid, roulez bolides !

J'ai affirmé dans le premier paragraphe de ce livre, qu'il serait absurde de me classer dans la catégorie des antivax forcenés. Je tiens à ajouter, en préambule de ce chapitre sur la Covid, que je ne suis pas non plus un "complotiste". Je ne crois pas que la Terre soit plate, je ne pense pas que les premiers pas d'Armstrong sur la Lune aient été filmés dans un studio Hollywoodien et j'ai du mal à imaginer que les vaccins servent à nous injecter des micro-puces électroniques sous la peau... Les théories en général farfelues des conspirationnistes m'indisposent au plus haut point car elles jettent un discrédit sans appel sur d'autres thèses parfaitement crédibles qui, elles, se fondent sur des constats objectifs et scientifiquement inattaquables.

D'autre part, je ne suis encarté dans aucun parti politique, je ne paye de cotisation qu'à des clubs sportifs et mes seuls dons vont aux associations de victimes ou aux organismes caritatifs. J'ai même décidé d'attendre la fin des dernières élections présidentielles pour éditer ce modeste ouvrage afin de ne pas risquer l'insupportable reproche d'avoir cherché à influencer le vote de qui que ce soit.

Je suis juste un professionnel de santé comme des millions d'autres qui ont consacré leur vie à soigner leur prochain avec dévouement et dans des conditions matérielles souvent indignes de notre époque, alors que la technologie permet l'instantanéité des communications d'un bout à l'autre de la planète. Cependant, ma longue expérience de médecin de terrain m'a permis de comprendre, peut-être un peu plus précocement que d'autres, la finalité réelle de certaines décisions géopolitiques en matière de santé.

Ainsi, avant la fin de l'année 2020, j'avais fait paraitre dans l'une des revues de santé naturelle auxquelles je collabore, un article dans lequel je faisais part de ma perplexité à l'égard de certains évènements factuels…

Vous avez dit bizarre ?

Dès que la pandémie a étendu sur la planète son noir manteau de peur et de pleurs se sont posées certaines questions, aussitôt balayées d'un revers de manche par le gouvernement et son conseil scientifique qui qualifièrent de "complotiste" toute personne s'interrogeant de façon légitime au sujet de certaines bizarreries. Lesquelles ne manquaient pas d'interpeller le simple bon sens populaire !

Incompréhensible, le coup des masques dont on nous a affirmé, tant que nous en manquions, qu'ils étaient totalement inutiles, avant de nous obliger, après les avoir enfin reçus, à les porter en permanence sous peine d'amende, y compris à l'extérieur.

Inacceptable, la fermeture définitive des usines françaises de fabrication de matériel médical et le transfert de monopole à la Chine nous mettant en situation de grande dépendance en nous imposant des conditions d'achat humiliantes.

Choquant, le maintien jusqu'à ce jour à son poste du Directeur Général de la Santé, malgré sa responsabilité personnelle dans le non-renouvellement des masques aux dépends de milliers de personnes et sa falsification délibérée d'un rapport d'experts pour tenter de camoufler ses agissements délictuels.

Surprenant, ce confinement à la française qui, à l'inverse de tous les autres pays, a choisi de fermer, parfois définitivement, les petits commerces et les endroits de culture au profit des hypermarchés ou des restaurants collectifs.

Délirant, d'avoir imposé une sorte de "quarantaine inversée" en isolant les biens portants et en laissant les malades libres de voyager d'un aéroport à l'autre.

Original, le couvre-feu avancé à 18 heures ce qui réduisait les plages temporelles pour les achats et les services et concentrait un peu plus les gens dans les lieux publics aux horaires de pointe.

Grotesque, ce manque de confiance de nos dirigeants contraignant son peuple à la présentation, pendant des mois, d'une attestation de sortie, sorte d'*ausweis* rappelant aux plus anciens certaines heures sombres de leur histoire.

Incohérent, le maintien de l'objectif en-dessous des cinq mille contaminations journalières alors qu'on multipliait le nombre de tests devenus si sensibles qu'on a fini par dépister n'importe quoi en recueillant chaque jour des milliers de faux positifs.

Curieux, les chiffres quotidiens du nombre des morts portant l'étiquette Covid alors qu'on avait interdit les autopsies de vérification, que pendant deux ans on n'a recensé aucun cas de décès par grippe ou toute autre infection et que le nombre annuel global de décès en France est resté quasiment identique à celui des années précédentes.

Insolite, le doublement du montant de la consultation médicale passant de 25 à 55 euros dès lors qu'on la rattachait, même sans preuve, à la Covid 19 et à laquelle se rajoutaient quelques deniers supplémentaires pour chaque cas contact repéré par le professionnel de santé.

Saugrenu, que notre nation ait été l'une des rares à rembourser intégralement et sans le moindre contrôle des tests particulièrement onéreux, faits et refaits sans limitation par les plus tourmentés et ayant largement contribué à plomber nos statistiques épidémiologiques et le déficit abyssal de la Sécurité Sociale.

Absurde que l'on ait arrêté les deux études consacrées à l'hydroxychloroquine en interdisant la vente en France de ce médicament utilisé depuis des décennies.

Sordide, d'avoir délibérément fait mourir massivement de dépression les résidents en Ehpad en leur interdisant toute visite de leurs proches alors qu'on leur avait fait croire qu'ils seraient protégés par la vaccination.

Agaçant, qu'on nous bassine avec la saturation des lits hospitaliers alors qu'on les a fermés par milliers au cours des deux années de pandémie, explosant les records aberrants de la décennie précédente.

Ubuesque de déplorer en haut lieu le manque de soignants dans notre pays alors que le numerus clausus pour les étudiants en médecine est inférieur en 2019 à celui que j'ai moi-même connu en 1971 et que la population française est passée dans l'intervalle de 50 à près de 70 millions d'habitants.

Jamais deux sans trois

Bizarre tout cela ! Moi j'ai dit bizarre ? Comme c'est étrange… Mais au-delà de cet inventaire à la Prévert, il s'est produit un phénomène singulier au cours de la Covid-19 sur lequel peu de gens se sont penchés et qui me semble extrêmement curieux.

Vous connaissez certainement l'expression *Jamais deux sans trois*. Eh bien figurez-vous qu'elle peut s'appliquer aux épidémies à Coronavirus. Le Coronavirus isolé à la fin de l'année 2019 n'était pas un nouveau microbe, inconnu au bataillon. Deux de ses frères d'armes avaient déjà sévi sur notre monde peu de temps auparavant. Nous avions en effet connu une première épidémie à Coronavirus étiquetée syndrome respiratoire aigu sévère ou SARS-Cov1 en 2002 et 2003 ; puis le syndrome respiratoire du Moyen-Orient ou MERS-CoV de 2012 à 2014 ; et le SARS-Cov2 apparu en 2019 et appelé pour cela Covid-19.

Les trois agents infectieux présentent beaucoup de similitudes. Ils appartiennent à la même famille des Coronavirus dénommés ainsi en raison de leur forme ronde entourée de protubérances comme une couronne. Leur réservoir est animal avec un hôte intermédiaire intimement proche de l'être humain, respectivement la civette, le dromadaire, le pangolin, et un hôte vecteur identique, la chauve-souris. Tous les trois ont une contagiosité interhumaine importante et déclenchent des infections respiratoires potentiellement mortelles. Leur mode de transmission d'une personne à l'autre se fait essentiellement par voie aérienne via les aérosols et les postillons, ainsi que par portage manuel, avec un R0 analogue, chaque sujet contaminé en infectant en moyenne 2 à 5 autres en fonction des circonstances.

Mais les choses deviennent surprenantes quand on compare les dégâts causés par les trois épidémies. Alors que les Coronavirus impliqués dans les deux premières infections ressemblaient à des criminels endurcis, capables de provoquer le décès respectivement de 10% et 30 % des patients malades, on n'a paradoxalement recensé que quelques centaines de morts dans une poignée de pays à travers le monde. Tandis que le virus de la Covid-19, avec moins de 2% de taux moyen de mortalité, a entrainé des millions de trépas répartis sur l'ensemble de la planète.

Alors comment se fait-il que la troisième épidémie se soit beaucoup moins bien passée que les deux précédentes ?

Comment avons-nous pu laisser se développer une crise sanitaire sans précédent alors que nous avions des expériences antérieures plutôt bien maitrisées ?

Vous vous dites que j'ai probablement ma petite hypothèse et vous avez raison... Vous imaginez que je ne vais pas pouvoir m'empêcher de vous l'exposer et vous êtes à nouveau dans le vrai... Je sais que les lignes qui vont suivre ont de quoi surprendre, voire m'attirer de nouveaux ennuis avec mes confrères les plus obtus mais après tout, si vous avez lu ce livre depuis son début, plus rien ne doit vous étonner. Alors asseyez-vous confortablement et accrochez-vous au fauteuil avec la main qui ne tient pas le livre.

Mon histoire pourrait s'intituler : *Scénario imaginaire d'un médecin de terrain très expérimenté qui n'est pas un complotiste même s'il en a l'air*. Je sais, c'est très long, mais je n'ai pas mieux pour l'instant en magasin. Alors, allons-y. Il était une fois dans un pays très lointain qui s'appelait la Chine...

Chine, "usine du monde" et des pandémies

Il ne fait aujourd'hui plus aucun doute qu'en 2019 le coronavirus, avant son vraisemblable passage par un marché d'animaux vivants et par les inévitables chauves-souris, s'est d'abord échappé accidentellement d'un laboratoire chinois de niveau maximal P4 situé à Wuhan. Pour ne pas déplaire au pouvoir central, les autorités locales de la région du Hubei n'ont pas alerté Pékin et ont sommé les médecins lanceurs d'alerte de se taire. Informée malgré tout de la réalité de cette épidémie à la propagation exponentielle, l'administration de Xi Jinping a sciemment menti en minimisant les chiffres alarmants. Cela pour retarder l'alarme de l'OMS et se donner le temps de reprendre la main dans la gestion de la crise géopolitique et économique qui s'annonçait.

Les Chinois sont beaucoup plus étanches pour leurs secrets que pour leurs virus. Le monde doit à ce pays deux pandémies de peste, quatre de grippe et deux "émergences" de coronavirus. Tous les gens informés le savent… À part notre ministre de la Santé lorsqu'elle nous déclara en janvier 2020, les yeux dans les yeux et la bouche en cœur, que nous n'avions rien à craindre en France. De toute façon, depuis l'affaire des onze vaccins obligatoires et le scandale du nouveau Levothyrox, plus grand monde n'avait encore confiance dans sa parole.

Mais alors pourquoi l'OMS a-t-elle fait preuve d'une telle naïveté ? Pourtant cette Organisation avait déjà vécu une épidémie de SARS en 2002-2003 où le temps de réaction s'était aussi avéré bien trop long et où Pékin avait été vivement critiqué pour avoir tardé à donner l'alerte en tentant de dissimuler l'épidémie. Malgré cela et avec un coronavirus tout-à-fait similaire à celui de la Covid 19, l'infection n'avait absolument pas eu la même propagation… ! Parti en 2002 du fin fond de la province du Guangdong, en Chine, le SARS n'avait atteint en six mois qu'une trentaine de pays, infecté moins de 10.000 personnes et entrainé 774 décès au total dans le monde. Certes, chaque mort reste regrettable mais on est très loin des chiffres de la Covid 19 qui n'est pas terminée et qui, en trente mois, a rendu malades un demi-milliard de Terriens et en a tué plus de six millions.

J'entends d'ici la question qui vous turlupine : comment peut-on expliquer un tel fiasco planétaire aujourd'hui alors qu'il y a vingt ans on a réussi à juguler sans dégât et en quelques semaines la même infection, provoquée par le même virus et partie du même endroit ? Eh bien le plus simplement du monde ! Parce qu'on a employé, dès la première quinte de toux, des méthodes certes ancestrales mais ô combien efficaces. Jugez plutôt...

On a mis en place des mesures drastiques. Une partie de la Chine, Hong-Kong et Singapour, ont été mis sous séquestre. La population a été très largement restreinte dans ses mouvements pendant plusieurs mois. Des conditions d'hygiène extrêmement strictes ont été instaurées : interdiction de cracher, port de masque sanitaire, obligation de se laver souvent les mains, de passer sur des paillassons désinfectés avant d'entrer, et ce quel que soit l'endroit. L'OMS, de son côté, a lancé une alerte internationale sur "une forme grave et atypique de pneumonie au Vietnam, à Hong-Kong et dans la province de Canton" et a mobilisé dans le monde entier des équipes de cliniciens et d'épidémiologistes, ainsi qu'un réseau de treize laboratoires. Elle a en outre fait circuler des recommandations pour surveiller les transits dans les aéroports et pour protéger les personnels hospitaliers. Les civettes, petits mammifères soupçonnés d'être à l'origine de la transmission du virus à l'homme, ont été la cible d'une campagne d'extermination par les autorités chinoises.

En France, dès le déclenchement de l'alerte internationale, une surveillance épidémiologique a été coordonnée par Santé Publique France. Tout cas potentiel de SARS devait être signalé, et le patient était alors mis en isolement. L'évaluation médicale et épidémiologique permettait le classement soit en cas exclu, soit en cas probable. Les personnes qui étaient entrées en contact avec des cas probables de SARS étaient alors placées en quarantaine pendant 10 jours à domicile et suivies quotidiennement, jusqu'à ce que plus aucun cas ne soit signalé. Et le 2 juillet 2003, l'Institut Pasteur déclarait l'épidémie totalement endiguée "grâce aux mesures d'isolement et de quarantaine".

Au total, entre mars et juillet 2003, 437 cas possibles de SARS-Cov1 ont été signalés sur notre territoire. Sur ce nombre, sept "cas probables" ont été retenus dont un patient décédé, et 77 contacts ont été suivis. Aucune transmission secondaire n'a été identifiée. Fermez le ban !

Cela ne vous aura pas échappé… Le moins que l'on puisse dire est que l'organisation 2020 n'a pas été à la hauteur de celle mise en place dix-huit ans plus tôt. Si nous avions appliqué dès le tout début les mêmes mesures de façon stricte et plus prolongée, les conséquences de la pandémie auraient été probablement nettement plus circonscrites. Sommes-nous devenus incompétents ? Que nenni, clament en chœur les plus jeunes à juste raison. Alors que s'est-il passé dans l'intervalle qui a rendu nos dirigeants aussi nuls ? En premier lieu, une fausse épidémie de grippe singulièrement mal gérée et qui, à mon sens, a joué un rôle capital dans la débâcle de la crise "covidienne" …

La crainte d'un sinistre remake de 2009

Pour avoir vécu de l'intérieur plusieurs déroutes sanitaires nationales, j'ai appris à connaitre les rouages du système. J'ai ainsi conservé, entre autres, le souvenir caustique de la pandémie grippale de 2009-2010 à virus A(H1N1). J'y fus impliqué comme formateur agréé, sillonnant ma région pour prêcher la bonne parole auprès des professionnels de santé libéraux. Le coffre de ma voiture débordait de boites de masques et de bidons de gel hydroalcoolique. La ministre-pharmacienne avait alors voulu bien faire les choses et préparé des stocks conséquents. Un peu trop même au goût de certains grincheux qui la raillèrent en lui reprochant d'avoir entassé dans nos réserves, deux milliards de masques, des hectolitres de désinfectant et… 130 millions de doses de vaccin antigrippal dans le but de faire deux doses à chaque compatriote, quel que soit son âge. Sans oublier les containers de médicaments antiviraux réputés capables d'enrayer n'importe quelle infection grippale, pour peu qu'on débutât le traitement de préférence avant l'apparition des premiers symptômes.

Il faut souligner la panique qui s'était, une fois de plus, emparée de la population suite au discours officiel. Rendez-vous compte ! Une pandémie avec un virus A(H1N1) comme la grippe dramatique de 1918 et ses dizaines de millions de morts. Et en plus, une combinaison contre-nature de plusieurs souches dont deux porcines, une aviaire et une humaine. Écœurant, non ? Les vaccinodromes furent inventés pour l'occasion. On enrôla les étudiants, rappela les médecins retraités, convoqua les militaires, sollicita les pharmaciens, mobilisa les infirmiers...

Au final seulement 8% de la population acceptèrent de se faire injecter une dose unique représentant un total de 5,7 millions de doses utilisées. Heureusement que la commande initiale avait pu être réduite à 94 millions de vaccins car ils partirent presque tous au pilon. Le gouvernement de droite passa lui aussi au hachoir, en l'occurrence celui de l'opposition politique qui ne ménagea pas ses critiques destructrices. Il faut dire que l'addition fut salée avec une facture globale de près de 700 millions d'euros, uniquement pour la campagne vaccinale. On était cependant bien loin d'imaginer que ce chiffre exploserait à peine une petite décennie plus tard avec le Coronavirus.

Le peuple contribuable retint de cette aventure, au-delà du gâchis insolent de nos impôts auquel les pouvoirs publics nous ont habitués depuis la nuit des temps, le nombre impressionnant des effets secondaires plus ou moins graves déclarés. Pas moins de 2 600 évènements indésirables portés à la connaissance des centres de pharmacovigilance. Ce qui signifie au moins dix fois plus dans la réalité. Notamment des syndromes de Guillain-Barré. Et pour une fois, impossible d'incriminer les sels d'aluminium... puisqu'il n'y en avait pas ! Les fabricants, après avoir martelé de toutes leurs forces l'absence de dangerosité de cet adjuvant, avaient finalement préféré le retirer de leurs mixtures. Sans doute avaient-ils senti le vent judiciaire tourner en leur défaveur après le scandale de l'hépatite B, suivi de près par celui du vaccin contre le papillomavirus.

Une entrée en guerre, la fleur au fusil

L'alternance Droite-Gauche ayant jusqu'à présent prévalu au plus haut sommet de l'État, des politiciens de l'autre bord ont succédé à leurs adversaires et néanmoins amis de la rive droite qui avaient géré la fausse pandémie de 2009. Avec la ferme résolution de ne pas commettre les mêmes "erreurs" de stocks surdimensionnés. Ils détruisirent donc consciencieusement les réserves de masques en se gardant bien de les reconstituer, laissèrent s'évaporer le liquide désinfectant et n'imaginèrent pas une seconde qu'un test PCR puisse présenter une quelconque utilité.

Si bien que le 16 mars 2020 quand le Président de la République, chef suprême des armées, martela d'un ton solennel l'anaphore annonçant notre entrée en guerre, nous fûmes tous pétrifiés. Surtout quand nous apprîmes simultanément que nous partions au combat comme d'autres en exode. Une main devant, une main derrière... Ni masque, ni gel, ni test ! Heureusement ceux qui les avaient consciencieusement fait disparaitre nous ont très vite tranquillisés en nous assurant que, de toute façon, ça ne servait à rien. Nos dirigeants nous resservirent pour l'occasion la fameuse phrase passe-partout du parfait politicien à ses électeurs : "Dites-moi de quoi vous avez besoin, je vous expliquerai comment vous en passer".

Que des hommes politiques nous mentent effrontément, on ne peut pas le leur reprocher. Après tout, ils ont étudié dans des Grandes Écoles pour apprendre à nous tromper, et c'est beaucoup pour cela que nous les élisons. Mais que des Professeurs de Médecine nous déclarent sans barguigner que dans une infection aéro-transmissible et manuportée, ni les masques ni le SHA n'ont la moindre utilité... C'est une honte ! Même pour quelques dollars de plus. Le serment d'Hippocrate a plus de valeur que celui d'un technocrate.

Pourtant n'aurait-il pas été judicieux de présenter, de façon simple et didactique, images à l'appui, les trois principaux gestes à connaitre et à pratiquer en permanence ?

La **pose du masque** jusqu'à la racine du nez, sous les lunettes, et recouvrant de façon étanche le menton, à changer régulièrement. La **distance physique**, et non pas la distanciation sociale qui ne veut rien dire et revêt une connotation sectaire déplaisante, que l'on mesure très simplement en mettant ses deux bras à l'horizontale comme un avion au décollage.

Quant au **lavage des mains**, combien de fois l'ai-je vu bâclé avec une goutte de solution hydroalcoolique dans la paume de la main, trois petits tours et puis s'en va ? Car il faut bien se l'avouer, ça ou rien, c'est pareil ! Pourquoi ne pas avoir montré de temps en temps, en un petit résumé filmé, les six étapes incontournables d'un nettoyage efficace des petites mimines : d'abord paume sur paume, puis paume sur dos de l'autre main, puis doigts entrecroisés, puis bout des doigts sur l'autre paume, puis autour des pouces et enfin autour des poignets, l'ensemble nécessitant une grosse noisette de désinfectant et environ trente secondes. En évitant malgré tout de se serrer la main, se toucher du poing ou s'embrasser et sans oublier de tousser ou éternuer dans le creux de son coude à défaut de mouchoir jetable.

J'ai vainement traqué les messages d'information présentant de façon didactique et pédagogue la bonne technique de ces gestes barrière. J'ai espéré un encart au milieu des publicités télévisuelles vantant les mérites de biscuits pour chiens ou incitant à l'achat de voitures inutiles en période de confinement. Mais bernique ! Heureusement, pour nous, d'après nos gouvernants, la pénurie de masques et de gel semblait n'avoir aucune conséquence délétère. Pas plus que le confinement à géométrie variable, sorte de "quarantaine inversée" n'isolant que les gens indemnes de contamination et fermant les grands espaces pour ressortir sauf-conduit et couvre-feu. D'autant que, jusqu'au 28 février 2020, nous avions la consigne en raison du manque de tests, de les réserver aux personnes présentant des symptômes respiratoires et revenant de Chine, de Corée du Sud, ou de certaines régions d'Italie.

Si bien qu'au cours des premières semaines de ce round d'observation, tout allait pour le mieux dans le meilleur des mondes. Les pouvoirs publics tenaient des discours anxiolytiques, les statistiques n'empêchaient pas de dormir, les lits hospitaliers inoccupés pouvaient continuer à être supprimés sans regret. Lorsqu'une célébrité passait l'arme à gauche, on s'empressait d'annoncer l'absence de tout lien de cause à effet avec ce qu'on affublait alors du sobriquet de "grippette". Apparemment plus de peur que de mal. Pour un peu on aurait trouvé le Corona aussi sympathique que la bière du même nom. Surtout après nous avoir rappelé que ce germe n'était autre que celui du vulgaire rhume, ce truc anodin qui revient chaque année quand les hirondelles nous quittent... mais qu'on est bien en peine de guérir ou simplement de freiner depuis la nuit des temps. Mauvais augure pour la suite !

Et soudain ce tour de chauffe pépère fut brutalement interrompu par l'arrivée de ce à quoi personne ne s'attendait. Car pendant que nous nous postillonnions allègrement nos microbes à la figure, que nos frontières restaient ouvertes aux quatre vents et qu'il y avait de gros trous d'air dans le filtrage aux aéroports, d'autres s'activaient en coulisse. Et le 16 mars 2020, au moment précis où s'exprimait à la télévision le Président Français, un autre évènement capital allait se produire Outre-Atlantique et totalement bouleverser la donne. L'Institut national de la santé des États-Unis commençait l'essai d'un vaccin "expérimental" sur 45 adultes en bonne santé, âgés de 18 à 55 ans, après des résultats prometteurs sur des animaux.

Déjà ? Pas possible... Mais comment ont-ils fait ! Nous étions persuadés que les vaccins contre la Covid n'arriveraient pas avant la Saint-Glinglin et les voilà qui se pointaient à la porte de nos dispensaires. Comme si on avait travaillé à leur mise au point avant même la déclaration du conflit pandémique. À partir de cette date, ce fut le grand chamboulement. Dans notre pays comme dans le monde entier, tout serait orchestré, sous la houlette de Big Vax, filiale de Big Pharma, pour dégager la piste et dérouler le tapis rouge à ce qui était désormais présenté comme la seule issue envisageable à la crise, à savoir la vaccination.

On nous avait déclaré que nous étions en guerre, nous allions entrer en campagne... vaccinale. Mais pour que la population accepte l'enrôlement forcé, il fallait préparer le terrain de façon militaire. D'abord la propagande, l'affolement des foules, l'effet drapeau, l'unité nationale. Il fallait pour cela des chiffres alarmants... Puis éradiquer toute résistance en interdisant les thérapeutiques alternatives. Et finalement imposer la vaccination et réprimer les récalcitrants. Et c'est ainsi qu'à la drôle de guerre succéda la guerre éclair.

Des statistiques de combat

Les chiffres sont comme les candidats à nos suffrages : on peut leur fait dire exactement ce qu'on a envie d'entendre. Il suffit de changer l'axe des données, l'échelle des graphiques ou les unités de mesure. Bref le mode de calcul... en remplaçant par exemple le décompte des malades par celui des contaminés. En l'occurrence, ce fut une vraie trouvaille, si ingénieuse qu'on peut l'imaginer avoir été soufflée par un cabinet de conseil privé. Je veux parler du **testage positif** !

Je reconnais qu'à l'époque, mes confrères et moi-même avions été surpris par le changement brutal de politique de la part des autorités sanitaires. Un vrai retournement de blouse ! Après nous avoir rabâché pendant des semaines que le Coronavirus était notre meilleur ami, voilà tout-à-coup qu'il était devenu un fourbe insidieux s'installant chez les gens bien avant de les rendre malades, au point que même les porteurs sains pouvaient facilement infecter leurs proches. Par conséquent, il fallait débusquer l'intrus de manière systématique dans sa tanière au fond des choanes. Très vite nous fût présenté le plan national qui trônait sur son trépied tel un chasseur à l'affût : Tester, Alerter, Protéger. Quand ? Au moindre doute. Qui ? Tout-le-monde. Comment ? PCR. Justement, comme par magie, les tests PCR qui nous avaient fait si cruellement défaut, débarquèrent par millions. Accompagnés du premier scandale "covidien". Si l'on fait bien sûr abstraction de celui des masques détruits par millions juste avant la pandémie et du rôle trouble joué par le Directeur Général de la Santé. Toujours à son poste, avec les félicitations du jury...

Pour tenter de faire simple, la PCR, abréviation anglaise pour *Polymerase Chain Reaction*, est une méthode de biologie moléculaire permettant d'amplifier in vitro par des boucles réactives une région spécifique d'un acide nucléique donné, afin d'en obtenir une quantité suffisante pour le détecter et l'étudier. Ce procédé révolutionnaire couplé à l'utilisation d'une enzyme, l'ADN polymérase thermorésistante, permet d'obtenir, sans clonage, une amplification considérable d'un fragment donné d'ADN.

Restez zen, j'ai à peine mieux compris que la plupart d'entre vous la phrase que je viens de taper sur le clavier de mon ordinateur... En réalité, être à la fois médecin légiste et adepte de la série télévisée *Les Experts* m'aide probablement un peu. En tout cas, cette méthode mise au point en 1983 par Kary Mullis qui reçut le Prix Nobel dix ans plus tard, est très pratiquée dans les laboratoires internationaux aussi bien en microbiologie qu'en criminologie. Elle permet d'identifier un coupable à partir d'une infime quantité de salive laissée sur un mégot de cigarette ou un timbre postal.

La seule chose à retenir est que chaque cycle d'amplification multiplie par 2 la quantité de départ d'ARN viral, laquelle sera donc augmentée de... mille milliards de fois après 40 cycles. À partir de là, tout germe de passage, toute poussière microbienne, toute contamination du prélèvement, sera elle-aussi amplifiée et diagnostiquée. Par conséquent, plus on fera de cycles et plus le test aura de chances de revenir **positif**. Les spécialistes considèrent qu'à 35 cycles, 98% des sujets testés sont déclarés forcément positifs. Or justement en France, "le nombre de cycles Ct a été fixé à 35" peut-on lire sur le site officiel *sante.fr*, alors qu'il est beaucoup plus bas dans d'autres pays européens comme l'Allemagne où il se situe entre 22 et 25 cycles. Il est donc extrêmement facile de gonfler les chiffres officiels en laissant juste tourner la machine un peu plus longtemps. On compte environ cinq minute chrono pour effectuer un cycle. Plus vous devez patienter avant d'obtenir votre résultat, plus vous avez de probabilités d'être déclaré positif.

Et voilà où se situe le scandale… Vers la mi-mai 2020 a débuté l'envolée massive des tests à tout va, du trifouillage narinaire à outrance, du PCR préalable à toute activité, tout voyage ou toute fête familiale. Le Directeur Général de la Santé - si, si, celui des masques - a exigé la réalisation de 700.000 tests par semaine. Tout-le-monde a mis le nez à l'écouvillon. Les anxieux, les hypochondriaques, les pusillanimes, les simples curieux, les bons citoyens, et tous les autres… Et puis les tests antigéniques sont apparus. Encore moins fiables mais dix fois plus rapides. Avoir son faux positif en moins de vingt minutes, quel gain de temps !

Alors du coup, le Ministre de l'éducation Nationale s'y est collé lui aussi. Pourquoi pas, vu que comme chacun sait, la sécu c'est gratis ! Alors bonjour la galère pour nos chérubins contraints de respecter des règles abandonnées de longue date par leurs ainés, d'étouffer dans des masques inadaptés, de gratter l'eczéma déclenché par les désinfectants et de se faire écraser les végétations chaque fois qu'un copain de classe était testé positif. Sans compter les heures de queue sur les trottoirs. Car les choses ont empiré dans les mois suivants en raison des objectifs toujours plus audacieux des responsables de la Santé. Un million de tests par semaine, puis deux, puis trois. Puis un million par jour et finalement quand on a atteint le chiffre record de deux millions de tests quotidiens fin 2021, que les labos tournaient 24 heures sur 24, que les prélèvements étaient effectués par des étudiants en première année, que l'opération coûtait plus d'un milliard mensuel, les chefs de guerre ont dit STOP.

Ils furent bien obligés de revenir enfin aux principes originels de la gestion pandémique en remplaçant l'expression "tester systématiquement" par la formule "prioriser davantage". Désormais, on réserverait le prélèvement nasal aux malades symptomatiques, aux personnes fragiles, aux porteurs d'ordonnances. Les autres paieraient, ce qui leur permettra au passage de découvrir le prix exorbitant de ce geste souvent effectué par convenance personnelle.

Aussitôt le nombre de tests s'effondra à la vitesse d'une crème glacée sur une terrasse de restaurant à Dubaï. Curieusement plus personne ne sembla s'intéresser à l'angoissant dilemme de savoir s'il hébergeait ou pas un Coronavirus dans son intimité. Il faut dire qu'un résultat positif ne revêtait plus, depuis longtemps, qu'un intérêt purement anecdotique puisqu'on n'en faisait rien ensuite. Je dirai même que mieux valait le taire car cela irritait en haut lieu et donnait du grain à moudre aux vaccino-sceptiques.

En effet, pratiquement tout-le-monde à cette date était vacciné trois doses, et le moins que l'on puisse dire, c'est que cela n'empêchait pas la contamination et la positivité des tests. Peut-être même le contraire, selon certaines rumeurs défendues…

Interdiction de prescription pour les médecins

Là on a touché le fond… Le scandale absolu ! Un truc que personne n'avait jamais osé faire depuis que la Médecine existe. Surtout en France, le pays des Droits de l'Homme… à condition apparemment que ce ne soit pas un soignant. Tout est parti d'un article fustigeant **l'hydroxychloroquine** fin mai 2020 paru dans la prestigieuse revue britannique *The*

Lancet. Aussitôt, notre Ministre de la Santé en a interdit simultanément la prescription par les médecins et la délivrance par les pharmaciens. En fait, les auteurs de ce papelard avouèrent rapidement leur fraude et reconnurent que leur étude avait été bidouillée pour favoriser la concurrence de substances moins efficaces et encore plus toxiques, à 2000 balles la boite. Malgré cela, l'hydroxychloroquine, un antipaludéen utilisé depuis 1934 et dont j'ai moi-même prescrit au total quelques centaines de caisses à mes patients voyageant dans les pays exotiques, est restée bannie de la pharmacopée par décision de notre gouvernement.

Il est inadmissible d'avoir, sans aucune raison valable, retiré aux médecins de notre pays leur droit fondamental de prescription, rappelé par l'article R.4127-8 du code de la santé publique. Cette mesure autoritaire, voire autocratique, est indigne d'un pays démocratique. Je regrette d'ailleurs que l'Ordre des Médecins, qui aurait pu trouver ici une justification honorifique à son existence et à l'encaissement juteux de nos cotisations, se soit contenté comme souvent d'un silence assourdissant.

Pour faire bonne mesure, on y a associé l'interdiction de donner à nos patients présentant une infection respiratoire, le principal antibiotique employé dans cette indication depuis sa mise sur le marché en juin 1999, qui s'appelle **l'azithromycine**. On a donc délibérément, au plus haut niveau de l'État, condamné à mort des êtres humains parfois non Covid pour la simple raison que ce médicament avait été préconisé par un Professeur marseillais, adoré par ses patients mais abhorré par le microcosme parisien.

Pour couronner le tout, on a rendu impossible l'accès aux thérapeutiques d'appoint du genre **vitamine D** ou **zinc** au motif arbitraire de leur inefficacité selon toujours les mêmes experts ou leurs clones qui ont orchestré, à la demande de l'industrie pharmaco-chimique, la disparition des autres médecines naturelles. Par contre, à la place de l'hydroxychloroquine, un médicament fabriqué chez nous, disponible, peu coûteux, sans effet secondaire et facile à prendre par voie orale, l'Europe a investi des centaines de millions d'euros dans l'achat de *remdesivir*, un produit nouveau, américain, indisponible, cher, toxique pour les reins, administré par injection et surtout sans la moindre efficacité reconnue.

Ainsi, à partir du moment où l'industrie pharmaceutique a annoncé la sortie prochaine de plusieurs vaccins contre la Covid, tout s'est arrêté au niveau des thérapeutiques curatives. Plus aucune recherche et interruption de tous les essais cliniques en cours. Il s'agit là d'une constante en Médecine. Quand il y a un vaccin, comme pour la grippe, il n'y a pas de médicament. Quand il n'y a pas de vaccin, comme pour le Sida, il y a des médicaments. Je ne dis pas que c'est un arrangement entre firmes mais c'est un constat factuel. Reste à savoir si cette façon de procéder est moralement défendable.

Le seul traitement préconisé par les autorités de santé fut donc le **paracétamol**. Une molécule plus toxique que tout ce qui a été proposé contre la Covid, responsable de la moitié des greffes de foie pour cause d'hépatite fulminante dans notre pays, capable de provoquer une insuffisance rénale, de l'hypertension, des infarctus, des accidents vasculaires cérébraux. Distribuer *larga manu* ce médicament dans la population, en l'encourageant même à en ingurgiter lors des séances vaccinales pour camoufler les éventuels effets secondaires, est du domaine de l'inconséquence pour ne pas dire de l'inconscience.

Ainsi, tandis qu'on avait pu constater, lors du SARS-Cov1 de 2003, l'excellente efficacité des mesures-barrière et le choix avisé de l'isolement des malades plutôt que le confinement des bien-portants, on a été incapable de réitérer ces mesures pour la Covid-19. Cela a pérennisé l'installation de la pandémie sur toute l'année 2020 et favorisé l'invention de vaccins qui n'avaient pas eu le temps d'être conçus à l'époque de la première épidémie en raison justement de son prompt enrayement. En revanche, on avait en 2003 le droit d'utiliser des médicaments aujourd'hui prohibés comme l'hydroxychloroquine et l'azithromycine. Sans oublier cette substance, immatriculée "K22" par des chercheurs suisses et suédois, qui avait semblé efficace contre le coronavirus SRAS de 2003 et dont on n'a plus jamais entendu plus parler par la suite.

Faisons ensemble, à ce stade, un petit point d'étape. Au cours de l'année 2020, le monde médical, auquel je continue d'appartenir même si ma présence semble déranger certains, a pris conscience progressivement que les choses ne se déroulaient pas selon une logique implacable, pour employer une litote polie. Certains ont évoqué des erreurs qui auraient été commises. D'autres ont fait usage d'un langage moins châtié. Mais dès que les premiers vaccins ont été annoncés et que la perspective d'une campagne d'immunisation d'une ampleur inégalée est apparue, nous avons vite compris que tout serait mis en place pour ouvrir une voie royale aux futurs multimilliardaires qui décrocheraient le pompon sur le manège enchanté de l'ARN messager.

J'avais trouvé bizarre que notre pays rende les tests aussi sensibles ; qu'il soit le seul à interdire aux médecins toute prescription à leurs patients, en dehors du paracétamol ; qu'il bannisse un antiparasitaire et un antibiotique utilisés depuis des lustres par tous les praticiens du globe sans le moindre effet secondaire ; qu'il sature les urgences en fermant plusieurs milliers de lits hospitaliers en pleine pandémie ; qu'il fasse étiqueter "Covid" tout décès, pour quelque motif que ce soit, avec un simple test positif... Et de tout ce "pognon de dingue" dépensé, le plus souvent inutilement, dans un *quoi qu'il* – vous – *en coûte* dont ne nous serons pas encore remis quand débarquera bientôt la prochaine pandémie.

Pardon ? Que dites-vous ? Vous ignoriez que la prochaine épidémie terrestre était déjà en route ? Eh bien je vous conseille de lire le remarquable livre de Marie-Monique Robin intitulé *La fabrique des pandémies*... Sauf bien sûr si vous êtes d'un naturel angoissé. Dans son ouvrage, la journaliste d'investigation interviewe une soixantaine de scientifiques de renom et de tous pays qui alertent depuis des années leurs contemporains sur l'émergence accélérée de pandémies à un rythme exponentiel. Pourquoi cela ? Simplement à cause de la disparition planétaire de la biodiversité, de la destruction des forêts, du déplacement des animaux sauvages et de leur rapprochement avec les populations humaines. Au lieu de se demander s'il faut envisager une nième dose de vaccin chez les personnes fragiles afin d'enrichir un peu plus les actionnaires de Big Pharma, il serait grand temps de s'intéresser aux causes réelles des pandémies et de s'occuper un peu de préserver l'habitat de leurs principaux vecteurs de transmission parmi lesquels figurent les chauves-souris et les singes... dont on entendra de plus en plus parler dans les années à venir !

La course à l'échalote… en or massif

Il faut reconnaitre que la sortie des premiers vaccins anti-Covid s'est faite à une vitesse supersonique. N'étant pas un complotiste comme je l'ai répété à plusieurs reprises, je n'oserai pas dire que les chercheurs du laboratoire P4 de Wuhan étaient peut-être déjà en train de concevoir un vaccin contre le Coronavirus, celui de 2003 dont ils avaient nécessairement conservé quelques échantillons, lorsque s'est produit le malencontreux accident. Je n'irai pas non plus jusqu'à trouver suspect le fait que les Chinois aient réussi à initier l'immunisation de masse de leur population, évidemment dans le plus grand secret et en débutant par leurs prisonniers politiques puis les militaires, plusieurs mois avant tous les autres pays.

Par contre, si conformément à leurs habitudes, ils sont restés peu diserts sur les circonstances de démarrage de la pandémie et ont interdit toute visite de leurs infrastructures aux experts de l'OMS, il faut reconnaitre que cette fois, ils ont communiqué le génome du virus très rapidement aux scientifiques internationaux.

Aussitôt, c'est le top-départ de la ruée vers l'or. Des dizaines de milliards de dollars sont investis par des entreprises, des gouvernements, des organisations internationales de santé et des groupes de recherche universitaires pour développer des dizaines de vaccins candidats. L'enjeu financier s'avère gigantesque, sans précédent dans l'histoire sanitaire mondiale. En **février 2020**, l'OMS déclare ne pas s'attendre à avoir un vaccin disponible contre la Covid avant 18 mois. Pourtant depuis déjà quelques jours, plusieurs vaccins ont commencé à être élaborés en Chine, en Russie, ainsi qu'en Occident par la firme pharmaceutique Johnson & Johnson et à l'université d'Oxford. Tandis qu'en Allemagne, le patron de BioNTech, conçoit un vaccin à base d'ARN en l'espace, dit-on, d'un week-end... Au cours du même mois de février, une équipe de recherche de l'Imperial College de Londres s'estime en capacité de réduire le temps de développement normal du vaccin "de trois ans à seulement quatorze jours" ! **Début avril**, on compte au moins 115 vaccins candidats dans le monde, dont 73 sont au stade exploratoire ou préclinique. Deux semaines plus tard, l'autorité germanique de certification des vaccins donne son feu vert à BioNTech, une entreprise allemande, et à son partenaire américain Pfizer, pour commencer à tester une variété de vaccins expérimentaux sur 200 volontaires sains âgés de 18 à 55 ans. Le 24 avril, l'Université d'Oxford associée au laboratoire AstraZeneca commence les essais chez l'Homme d'un vaccin contre le coronavirus créé en utilisant un virus de chimpanzé - tiens donc ! - génétiquement modifié. Le gouvernement britannique finance l'essai à hauteur de 51 millions d'euros. Un mois plus tard, ce vaccin entre en phase deux de son essai. Plus de 10 000 adultes et enfants participent à la deuxième phase de leur essai clinique, soit dix fois plus que lors de la phase initiale.

Au cours du **mois de mai**, alors que les tests viennent à peine de débuter, AstraZeneca a déjà signé des accords avec le Royaume-Uni, les États-Unis et l'alliance internationale pour les vaccins ou Gavi.

En **juin 2020**, cette société britanno-suédoise conclut un accord avec l'Allemagne, l'Italie, les Pays-Bas et la France pour la fourniture de 400 millions de doses du vaccin sur lequel travaille l'université d'Oxford. Un accord est également formalisé avec le *Serum Institute of India* pour 1 milliard de doses, puis avec le Brésil et l'Afrique du Sud.

Au bout du compte, à la fin de l'année 2020, quatre vaccins remportent la course à trésor dans un peloton groupé. Grâce aux chercheurs de l'Institut Jenner, dans l'université d'Oxford, **AstraZeneca** se place en tête de liste des vaccins les plus utilisés au monde avec déjà plus de trois milliards de doses précommandées en mars 2021. Son prix abordable contribue certainement à la large distribution du vaccin puisqu'il coûte dix fois moins cher que les vaccins à ARN messager et efficace à plus de 70%. En plus de cela, ce traitement contre le Covid-19 ne nécessite pas de stockage ultra froid, contrairement à certains de ses concurrents. Par contre, on lui a attribué plusieurs cas de troubles de la coagulation parfois mortels ce qui a quelque peu terni son image.

Comme le vaccin d'AstraZeneca, le vaccin **Janssen** de chez Johnson & Johnson est constitué d'un vecteur viral exprimant la protéine Spike, non réplicatif. Ce procédé ingénieux consistant à introduire par la vaccination un adénovirus capable de fabriquer une fausse protéine Spike, permet à notre système immunitaire de produire des anticorps dirigés contre la vraie protéine Spike du coronavirus, sans faire la Covid. Quand le Corona débarque avec sa propre protéine Spike, celle-ci est reconnue par nos anticorps vaccinaux qui l'attaquent instantanément. Le Janssen se conserve lui aussi dans un frigo normal. Il protège à 70% et possède l'avantage de nécessiter une seule injection. Par contre on lui attribue des syndromes de Guillain-Barré avec une fréquence relativement importante.

Le vaccin **Pfizer/BioNTech** résulte de la collaboration du géant américain avec une start-up allemande. Présenté avec un taux d'efficacité à plus de 95 %, il est basé sur le principe de l'ARN messager qui n'avait jusqu'alors jamais été utilisé dans l'histoire commerciale de la vaccination. La technique est finalement assez voisine des deux vaccins précédents, puisqu'on induit artificiellement la production par nos propres cellules de la célèbre protéine S ou Spike. Sauf qu'au lieu d'injecter un virus pour s'en charger, on envoie à travers l'aiguille un message codé auxdites cellules pour activer cette fabrication de l'antigène protéique qui lui-même déclenchera la fabrication des anticorps spécifiques. Le message codé s'appelle ARN messager. Il simule le génome du Coronavirus pour tromper l'organisme et le faire réagir. Une étude effectuée sur 43.448 personnes avec la FDA aux États-Unis montre que les vaccinés ne peuvent espérer un taux correct de protection qu'après administration d'au moins deux doses. De plus, il ne se conserve qu'à des températures abyssales de moins 80°, ce qui va imposer la fabrication en urgence de centaines de congélateurs surpuissants et leur distribution à travers le monde. Du moins dans les pays capables de les accueillir et de les faire fonctionner, ce qui n'est pas forcément le cas des pays chauds et désertiques. D'autre part, il provoque de très nombreux effets secondaires considérés certes comme "mineurs", tels que fatigue intense, maux de tête, douleurs musculaires et articulaires, mais parfois très prolongés. On a décrit également de multiples cas de myocardites et de péricardites dans les suites immédiates, notamment chez les plus jeunes. Les centres hospitaliers de notre pays ont rapporté des cas de fausses couches spontanées chez les femmes enceintes. Il faut signaler enfin que les hôpitaux ont enregistré des décès, notamment en France, chez des patients quelques jours après l'injection. Malgré tout cela, le vaccin Pfizer va bénéficier curieusement d'une excellente image de sécurité, ce qui lui permettra d'éliminer un à un de son chemin la totalité de ses rivaux.

Y compris son principal concurrent le vaccin **Moderna**, lequel a pourtant été conçu sur une technologie identique, dite à ARN messager. Inventé par une start-up française ayant émigré aux USA pour y faire fortune, le vaccin Moderna offre, lui aussi et pour un prix comparable à celui de Pfizer, une efficacité de près de 95 % contre la Covid-19. Mais il présente un avantage conséquent sur son challenger qui réside dans sa facilité de conservation à moins vingt degrés, comme n'importe lequel des congélateurs standards. Côté effets indésirables, on retrouve exactement les mêmes que ceux décrits pour Pfizer, en y ajoutant deux originalités apparemment spécifiques au Moderna. D'une part une impotence fonctionnelle du bras vacciné susceptible de durer des jours, voire des semaines. D'autre part, une paralysie faciale périphérique temporaire signalée par un certain nombre de personnes vaccinées. On pourra constater à cette occasion l'infinie puissance de la firme Pfizer qui parviendra à décrédibiliser complètement, aux yeux de tous et singulièrement de nos compatriotes, un vaccin qui finalement n'est que la copie conforme du sien. En plus dosée...

Et les autres vaccins ?

Le 21 décembre 2020, L'Agence européenne des médicaments, ou EMA n'a délivré que des AMM conditionnelles pour les quatre premiers vaccins commercialisés : le 21 décembre 2020 pour le vaccin Comirnaty, développé par les firmes BioNTech et Pfizer, le 6 janvier 2021 pour le vaccin Spikevax développé par Moderna, le 29 janvier 2021 pour le vaccin Vaxzevria développé par AstraZeneca, et le 11 mars 2021 pour le vaccin à dose unique Janssen. Les autorisations de mise sur le marché conditionnelles ont une durée de validité d'un an. Elles peuvent être renouvelées chaque année à condition que leur détenteur respecte certaines obligations selon un calendrier prédéfini. Parmi ces obligations, celle de réaliser des études permettant de confirmer que, médicalement parlant, le rapport bénéfices/risques demeure favorable. Comme ces études sont réalisées par le laboratoire lui-même, lequel se retrouve alors juge et partie, on peut légitiment se poser des questions... de complotiste !

Au début du mois de mars 2022, un cinquième vaccin vient élargir l'éventail des vaccins anti-covid. Il se nomme Nuvaxovid et il est produit par l'entreprise de biotechnologie américaine **Novavax**. Il s'agit d'un vaccin "sous-unitaire" basé sur le principe des protéines recombinantes. Il se compose de la protéine Spike du SARS-Cov-2, insérée dans une nanoparticule lipidique. Par rapport aux quatre autres qui font fabriquer à l'intérieur de notre corps une fausse protéine Spike pour enclencher la réaction immunitaire, ce vaccin utilise, de façon plus classique, la vraie protéine S prélevée directement sur le coronavirus. Selon la définition de l'Inserm, "les vaccins sous-unitaires contiennent des fragments de microbe purifiés, nécessaires et suffisants pour apprendre au système immunitaire à reconnaître le germe entier. C'est déjà le cas des vaccins contre le pneumocoque, le méningocoque ou encore la coqueluche".

L'Inserm aurait pu ajouter à sa liste le vaccin contre l'hépatite B qui utilise lui-aussi une technologie similaire, mais il a semble-t-il préféré ne pas évoquer ce produit très critiqué, afin de ne pas réveiller de vieux démons. Comme pour tous les vaccins de ce type, on doit ajouter un adjuvant dans la seringue pour rendre le produit efficace. On notera qu'à la différence de tous les autres vaccins recombinants existants, l'aluminium a été écarté. Ainsi les laboratoires qui réaffirment sans cesse la soi-disant innocuité de l'adjuvant aluminique, le remplacent systématiquement dans tous les nouveaux vaccins depuis 2009. Ce qui ne peut que renforcer la défiance populaire à l'égard des anciens vaccins dans lesquels ce métal est maintenu de force. L'adjuvant employé par Novavax est la Matrix-M, un dérivé de la saponine du bois de panama. Comme quoi, c'est possible !

Il est administré en primo-vaccination pour toutes les personnes de 18 ans et plus qui présentent une contre-indication aux autres vaccins disponibles contre le coronavirus ou qui refusent d'être vaccinées avec un vaccin à ARN messager. Ce dernier argument apparait terriblement cynique dans la mesure où la posologie implique au moins une deuxième dose de rappel et que, selon les directives internationales, celle-ci ne peut se faire dorénavant qu'avec un vaccin... à ARN messager ! On fait donc reculer les sceptiques pour mieux les faire sauter.

Enfin, je propose de nominer l'HAS au Grand Prix Citron de l'humour acide pour sa recommandation concernant les femmes enceintes chez lesquelles, "par sécurité et dans l'attente de données complémentaires avec Nuvaxovid", cette Haute Autorité préconise d'utiliser les vaccins à ARNm. C'est-à-dire des produits encore plus novateurs dont on connait encore moins les potentiels effets délétères sur le fœtus...

Et les vaccins français dans cela ?

"Des chercheurs qui cherchent, on en trouve ; des chercheurs qui trouvent, on en cherche." Cette petite phrase assassine a toujours été attribuée à De Gaulle car elle était tout-à-fait dans son style. En fait, non seulement il ne l'a jamais prononcée, mais sa politique a mis en application un principe exactement contraire, consistant à subventionner massivement la recherche et préserver la liberté de pensée des chercheurs. Inopportunément, ses successeurs se sont peu à peu éloignés de son chemin jusqu'à refuser d'octroyer le moindre euro à nos laboratoires tricolores. Quel incroyable manque de confiance dans nos propres chercheurs alors que la Terre entière ne se contente pas de nous les envier, mais les détourne systématiquement à son profit...

Ainsi **Valneva**, petite entreprise familiale de la région Nantaise, était connue jusqu'ici surtout pour ses vaccins contre l'encéphalite japonaise, la diarrhée du voyageur ou encore le choléra. Au printemps 2020, sa situation est tendue. L'effondrement des échanges internationaux menace sa principale source d'activité, alors que ses relais de croissance dans le chikungunya ou la maladie de Lyme ne sont pas attendus sur le marché avant 2023 au plus tôt pour le premier et 2025 pour le second. Les cousins Grimaud, à la tête de la société décident de s'engager dans la mise au point d'un vaccin contre la Covid. Ils se basent sur la technologie qu'ils maîtrisent bien, celle utilisant un virus tué, associé à un adjuvant le CpG 1018. Malgré son nom barbare, ce booster n'est fait que d'un mélange de deux acides aminés naturels la cytosine et la guanine, à la différence des vaccins inactivés chinois par exemple qui font toujours appel à l'aluminium.

Ne trouvant pas de financement dans l'hexagone en dehors des fonds propres des fondateurs du laboratoire, ils se tournent vers le gouvernement britannique. Celui-ci accepte de signer avec l'entreprise française une précommande de 60 millions de doses de son potentiel vaccin avec des options pour la fourniture de 130 millions de doses supplémentaires entre 2022 et 2025. Le vaccin commercialisé sous le matricule VLA2001 obtient en avril 2022 l'approbation des autorités de Grande-Bretagne et, dans la foulée, la bénédiction de l'Agence européenne du médicament. Il est regrettable que ce vaccin, né chez nous, pas cher, conçu selon un procédé sécurisé, facilement conservable dans un réfrigérateur, débarrassé de tout adjuvant toxique, ne nécessitant que deux doses et apparemment efficace sur les variants du type omicron, n'ait bénéficié d'aucun soutien de la part du Gouvernement français. Lequel n'a, en même temps, pas lésiné sur les milliards engloutis dans l'achat de vaccins fabriqués par les chercheurs français expatriés.

La Société **Moderna** a vécu une histoire assez comparable. Cette start-up française dirigée par le spécialiste en biotechnique Stéphane Bancel tire son nom de MO-DeRNA, signifiant Modified RNA ce qui indique clairement son domaine de recherche sur l'ARN modifié. Ayant émigré aux USA, l'entreprise rachète en 2010 le brevet de l'université de Pennsylvanie consacrant les travaux de Katalin Kariko et Drew Weissman sur l'ARN messager qui ouvraient de vraies perspectives médicales. Notamment sur la fabrication de vaccins à base d'ARNm potentiellement efficaces sur le virus Zika, celui de la grippe ou du Sida. C'est dire si lorsque le virus de la Covid-19 a été connu, Moderna était bien préparé pour lancer ses études dès janvier 2020.

Le cas de **Sanofi-Pasteur** s'est déroulé de façon différente… Bien sûr, le champion français s 'est positionné très tôt sur la ligne de départ aux côtés des autres candidats. Mais voilà que son président, américain comme il se doit, annonce début 2020 que ce sera America first, formule "Trumpiste" qui signifie que nos amis d'Outre-Atlantique seraient servis en premier une fois le vaccin français mis au point. Stupeur du côté de Jupiter, trahi par un Institut qui bénéficie tout de même annuellement de 150 millions d'euros de crédits d'impôts-recherche. Explication embarrassée du chouchou national qui annonce avoir reçu une somme conséquente en dollars US pour ce droit de priorité. Nous avons ainsi appris que pour affronter la guerre pandémique, les militaires américains avaient apporté leur BARDA !

Ce n'est pas à l'expression triviale que je fais référence, mais à l'acronyme signifiant *Biomedical Advanced Research and Development Authority* ou Autorité pour la recherche-développement avancée dans le domaine biomédical. Car les Américains ont eu, plusieurs années auparavant, une idée géniale, qui n'a jamais effleuré les dirigeants européens : créer un office chargé des préparatifs et réponses aux situations d'urgence en santé publique, abrégé ASPR. Or Sanofi-Pasteur avait acquis une réputation mondiale pour son expertise dans les épidémies grippales et le syndrome respiratoire aigu sévère. Et nous ne le savions pas ! Tout comme nous ignorions que le ministère américain de la Santé avait tissé de longue date un partenariat solide avec le laboratoire français que cet accord ne faisait que renforcer.

Je suis tout-à-fait d'accord avec vous qui découvrez ce livre en même temps que moi qui l'écris… Une telle candeur de nos élites est aussi sidérante qu'impardonnable. Heureusement, nos gouvernants, aussi prompts à corriger leurs erreurs qu'à les commettre, ont apporté sur le site de recherche et de production de vaccins de Sanofi à Marcy-l'Étoile l'un des plus importants au monde avec ses 3 500 salariés, une enveloppe de 200 millions d'euros dans le cadre du Programme d'investissements d'avenir. Histoire de rattraper un tantinet la bévue…

Le vaccin Sanofi-Pasteur-GSK, encore utile ?

Mais si la somme déposée sur le tapis vert par notre Gouvernement constitue une mise considérable pour un joueur franchouillard dans un casino de province, cela pèse moins qu'un pourboire au croupier quand on arrive à Las Vegas. Et nous allons très vite réaliser qu'en matière d'aide économique, nous ne jouions plus dans la cour des grands. Car fin juillet 2020, le candidat-vaccin développé conjointement par le français Sanofi et le britannique GSK est sélectionné dans le programme américain Opération Warp Speed, un partenariat public-privé du gouvernement fédéral des États-Unis créé pour faciliter et accélérer le développement, la fabrication et la distribution de vaccins contre la Covid-19. Encore une pensée lumineuse qui n'a jamais traversé un cerveau européen... Grâce à ce deal, Sanofi et GSK reçoivent 2,1 milliards de dollars des Etats-Unis contre la fourniture initiale de 100 millions de doses aux Américains, et 500 millions de doses supplémentaires à plus long terme. Une claque pour nos dirigeants insuffisamment généreux pour éviter d'être servis après nos amis américains. *France later* !

Malgré cette manne, le laboratoire tricolore va connaître un véritable chemin de croix tout au long de la procédure de fabrication de son produit. D'abord, pour gagner du temps, Sanofi s'est lancé simultanément sur deux pistes de recherche. L'une dans l'ARN messager en accentuant sa collaboration avec Translate Bio, l'autre, avec GSK, dans une technologie qu'il maîtrisait mieux, celle basée sur la protéine recombinante. Mais de mauvais choix sur les réactifs lui font d'emblée perdre six mois capitaux. En effet, la pandémie progressant, il était devenu très difficile, un semestre après le début de sa propagation, de trouver des volontaires sains, jamais contaminés ni vaccinés, pour effectuer les essais cliniques. Rattrapé par le temps, Sanofi doit abandonner le projet ARN et mettre son outil industriel de production au service de ses concurrents pour la fabrication de leur propre vaccin anti-Covid.

Ainsi relégué au rang de sous-traitant, notre fleuron national, numéro deux mondial du vaccin, va s'attirer les quolibets de partout, y compris à l'intérieur même de nos frontières. Pour prendre sa revanche et recouvrer sa renommée, le groupe décide alors d'investir une fortune, tant dans la construction d'une nouvelle usine à Neuville sur Saône que dans la modernisation d'autres sites en France et à l'étranger. Et surtout de s'engager dans la technologie de l'ARN messager, considérée par beaucoup comme l'avenir incontournable de la vaccination. Sanofi fait ainsi savoir publiquement qu'il abandonnait à ses concurrents la moitié de ses projets de vaccins comme ceux contre la coqueluche - encore un petit nouveau - ou contre la maladie de Lyme, pour appliquer prochainement la méthode de l'ARN, non seulement à son vaccin fétiche antigrippal, mais aussi à ses autres candidats-vaccins contre le virus syncitial responsable de la bronchiolite ou contre l'acné.

Dans l'immédiat, Sanofi-Pasteur veut ressusciter dans le royaume du virus couronné. Il s'apprête donc à sortir son propre vaccin anti-Covid. Eh oui, carrément un an et demi après les autres ! Je devine d'ici vos sourires narquois et crois même percevoir de discrets ricanements... À quoi pourra bien servir un sixième vaccin alors que l'OMS s'apprête à rétrograder la pandémie au niveau d'une simple endémie du genre grippette des familles et que tous les habitants de la planète ont déjà reçu leurs trois doses. Enfin, tous... sauf ceux des pays pauvres. Saint Pfizer n'est pas près de prendre place dans le calendrier liturgique !

En outre, le type qui a pondu le nom de ce nouveau vaccin devrait arrêter de fumer la moquette. Jugez plutôt : Vidprevtyn. On dirait un éternuement ou une quinte de toux...

que ce vaccin est justement censé prévenir ! Pas très commercial tout ça.

Par bonheur, les communicants de Sanofi, probablement mieux payés que ses chercheurs "maison", ont trouvé l'antidote aux railleries. Avec des arguments convaincants... D'abord ils nous déclarent que leur vaccin entraine nettement moins d'effets secondaires que leurs rivaux qui, selon eux, ont bénéficié, en raison de l'urgence sanitaire, d'une inadmissible permissivité de la part des autorités politiques. Allons bon, on ne nous aurait pas tout dit ? Ensuite ils en remettent une couche en déclarant que leur vaccin "recombinant" se fonde sur une expérience ancestrale dans ce domaine, au contraire de l'ARN qui n'avait encore jamais été utilisé en vaccinologie humaine. Décidément, rien de tel que la concurrence déloyale pour lever les lièvres tularémiques chez les laboratoires rivaux. À l'époque où je recevais encore les visiteurs médicaux, chacun s'époumonait autant à vanter les qualités de son produit qu'à anéantir celui des autres. Ce qui ne les empêchait pas de se faire la bise quand ils se croisaient dans ma salle d'attente.

Autre argument de poids, on pourra même l'injecter par la suite chaque année, comme l'antigrippal, auquel il finira d'ailleurs par être mélangé ce qui permettra de faire d'une pierre deux coups. Elle n'est pas belle la vie ?

Mais la cerise, comme toujours, arrive sur le gâteau à la toute fin du plaidoyer de la défense. Selon Sanofi, leur produit constitue une sorte de "rappel universel" qui d'ores et déjà peut se faire consécutivement à n'importe quel autre vaccin dont il multiplie "par 18 à 30 fois le taux des anticorps neutralisants". Voilà qui peut surprendre quand on sait que le vaccin de Novavax, lui aussi à protéine recombinante et donc similaire, ne doit en aucun cas être utilisé en rappel, lequel doit se faire obligatoirement avec un ARNm. C'est à n'y rien comprendre. Pourquoi ce qui faux avec le vaccin américain deviendrait vrai pour un vaccin similaire, mais portant le label *Made in France* ?

Alors j'ai mené ma petite enquête Sherlock Holmesque et scruté avec ma loupe l'avis émis le 8 février 2022 par le Conseil d'Orientation de la Stratégie Vaccinale, ou COSV. Il en ressort en fait que si le vaccin de Novavax ne doit pas être autorisé en rappel, celui de Sanofi n'a actuellement reçu aucune décision pour cela. Le COSV estime en fait que "les données actuelles ne sont pas suffisantes pour émettre de quelconques recommandations relatives au futur positionnement de ce vaccin dans la stratégie de vaccination. Il convient d'attendre les résultats de l'étude de phase 3 en cours." Donc l'argumentaire de Sanofi est pour le moins précipité... D'ailleurs, à en croire le COSV qui n'hésite pas en l'inscrire en toutes lettres dans son communiqué, le principal intérêt des nouveaux vaccins à protéine recombinante est de "s'en servir pour convaincre les réfractaires aux vaccins à ARNm à débuter leur schéma vaccinal contre la Covid ".

Voilà donc à quoi sert le vaccin Sanofi-Pasteur-GSK... Quelle merveilleuse ambition et quelle profonde méconnaissance des motivations de ce qu'il est désormais convenu d'appeler "hésitation vaccinale" au lieu de "raisonnement antivax". Il est vrai que dans notre nation merveilleuse, chaque fois qu'on s'avère incapable de résoudre un problème, on modifie son intitulé. Ne dites plus "acharnement thérapeutique", mais "obstination déraisonnable". Cela ne change strictement rien au scandale national de la fin de vie, mais reconnaissez que la nouvelle formulation a quand même plus de classe... !

Fuck-Nouilles contre Fake-News !

La Covid-19 a révélé, à l'aube du troisième millénaire, l'installation progressive d'une évidente dichotomie dans la diffusion des informations. D'un côté les médias officiels tels que radio, télé, journaux ou magazines. De l'autre, les réseaux officieux essentiellement véhiculés par Internet. Aux premiers les données théoriquement vérifiées et en principe sourcées, celles qu'affectionnent préférentiellement les personnes un peu plus âgées, se situant plutôt dans la seconde moitié de leur vie. Aux derniers, le buzz, les commentaires spontanés, l'info plus volatile que fondée, le genre qui plait surtout aux jeunes adultes.

Bien sûr, cette frontière n'est pas plus étanche que les autres et l'on passe aisément d'un groupe à l'autre, parfois dans la même journée. Un dirigeant politique souhaitant publier une déclaration pourra opter indifféremment entre l'encart dans la Presse ou le *tweet à ses followers*. Au final, son message se retrouvera sur les deux supports. Dire que les grands médias transmettent des vraies informations alors que les réseaux colportent de fausses nouvelles représente une aberration. Pendant la campagne vaccinale contre la Covid, j'ai vu des vérités et des mensonges alternativement véhiculés par les mêmes voies de communication. Un affrontement permanent, une bataille d'égos inégaux, le combat ancestral des Horaces et les Curiaces ressuscité en celui des voraces contre les coriaces, des pro-vaccins forcenés opposés aux antivax convaincus.

Il est indéniable que les *fake-news* existent. Surtout sur Internet et les réseaux sociaux dont elles constituent presque l'apanage. Elles sont comme les promesses pré-électorales : elles n'engagent que les gens qui y croient. Le mot *fake* ne signifie pas seulement "faux" qui se dit *false* en anglais, mais plus exactement "factice", ce qui inclue la notion d'intentionnalité, de bidonnage volontaire. Les gens qui se contentent de les propager sur les réseaux sociaux peuvent éventuellement faire valoir leur bonne foi et se voir relaxer au bénéfice du doute. Les véritables coupables sont les lanceurs de ces rumeurs trafiquées, celles et ceux qui les fabriquent dans un but toujours inavouable, mais le plus souvent d'instrumentalisation des foules. Malencontreusement, même s'ils sont peu nombreux on ne les identifie jamais, et combien même on le ferait, quelle sanction leur infligerait-on ? Singulièrement en France où les Juges ont déjà du mal à punir les auteurs d'agression physique...

Je place à l'opposé le cas des responsables politiques, des hauts fonctionnaires ou des professionnels de santé qui répandent délibérément sur les ondes électromagnétiques des messages dont ils n'ignorent pas la connotation mensongère, élaborés en parfaite connaissance de cause et destinés à tromper la population. Pour moi, il s'agit là d'un délit caractérisé aux conséquences parfois criminelles quand il provoque la mort d'innocentes victimes. Plutôt que *fake-news*, je leur attribue le sobriquet de "*fuck*-nouilles", un néologisme franglais de mon crû que je traduirai de façon édulcorée par "attrape-nigauds". L'Histoire de notre pays en regorge, tant nos dirigeants sont passés maîtres dans l'art d'embobiner, doux euphémisme, leurs compatriotes. Sans revenir sur des épisodes tragiques précédemment évoqués, je tiens à rappeler ici certaines contre-vérités qui ont ruisselé d'en-haut au cours des dernières décennies. Il était approximatif d'annoncer que les nuages atomiques "s'arrêtent aux frontières" … Il était incorrect de prétendre que le drame de l'amiante est juste "une psychose collective" … Il était injuste de qualifier de "simple effet nocebo" les terribles dégâts du Levothyrox… Il était infondé d'affirmer la "totale innocuité de l'aluminium contenu dans les vaccins" … Il était abusif de faire passer le paracétamol pour "un médicament parfaitement anodin" … Pourtant ces petites phrases ont été prononcées, écrites, enregistrées et conservées avec tant d'autres dans cet immense bêtisier politique qu'on dénomme INA pour Institut National de l'Audiovisuel. Les *fuck*-nouilles sont au Pouvoir ce que les *fake-news* sont au Peuple. En pire…

Mais c'est avec la pandémie qu'on a fait exploser les records. Les années 2020 et 2021 ont vu se succéder des *fuck*-nouilles éhontées et proférées sur un ton solennel voire anxiogène par les principaux membres du gouvernement. Tout-le-monde a d'abord cru à la véracité des propos officiels. Après tout, n'étions-nous pas "en guerre", selon la métaphore présidentielle ? Et dans une telle situation, l'heure commandait plus l'union nationale que la contestation de nos chefs. Mais très vite certains choix tendancieux ont éveillé les premiers soupçons. Pourtant, à l'instar de mes confrères, j'ai longtemps persisté à mettre les décisions les plus irrationnelles sur le compte de l'inexpérience… ou peut-être de l'incompétence.

Avant de me mettre à suspecter l'invraisemblable et de me poser la question qui tue… Et si tout cela s'inscrivait dans une stratégie délibérée ? Celle dont je n'aurais jamais cru capables les dirigeants de notre pays. Sauf peut-être ceux nés avec une petite cuillère en argent dans la bouche et ayant fréquenté assidûment le milieu financier le plus huppé. Loin de moi l'idée folle d'imaginer que la pandémie a été préméditée, que la mise en circulation du virus a été provoquée ou que sa propagation a été facilitée. Ce ne sont que des *fakenews*. En revanche, j'ai été réellement amené un jour à imaginer un scénario auquel j'ai moi-même eu beaucoup de mal à croire... Et finalement pourquoi pas ?

Je m'étais étonné de l'achat dès la fin 2020 par la France, d'une quantité astronomique de vaccins par rapport à sa population totale. Une commande ferme de 225 millions de doses, réparties auprès de plusieurs laboratoires concurrents, fabriquées selon des méthodes radicalement différentes, supposant d'en injecter en moyenne 3 ou 4 par personne à une époque où nous ignorions encore tout de la tolérance et de l'efficacité de ces produits. Le tout acquis dans des conditions commerciales d'une opacité caricaturale et émancipant les fabricants de toute responsabilité en cas d'effet secondaire notable...

J'avais vécu *in situ* la fausse pandémie grippale de 2009 et sa gabegie de vaccins achetés au prix fort pour être balancés à 90% à la poubelle. Je me suis donc forcément inquiété de savoir quelle stratégie serait utilisée pour écouler ce stock gigantesque de produits dont la plupart étaient encore en phase expérimentale... jusqu'en 2024 ! Alors j'ai analysé la technique que, bêtement, je pensais qu'elle avait été mise en place par nos hauts fonctionnaires puisque nous en possédons un nombre record auxquels nous consacrons une bonne partie de nos impôts annuels. Avant d'apprendre avec stupéfaction qu'on versait, en même temps comme dit l'autre, un "pognon de dingue" à des cabinets privés, parfois étrangers, pour nous expliquer ce qu'il fallait faire...

225 millions de doses pour 67 millions d'âmes

D'abord, créer une panique générale en communiquant quotidiennement sur des chiffres devenus tout-à-coup alarmants. Ceux des contaminations, gonflés par les tests effectués par millions avec des résultats souvent faussement positifs. Ceux des consultations médicales, quelquefois abusivement estampillées Covid pour être mieux rémunérées. Ceux des décès, systématiquement imputés au Coronavirus en l'absence d'autopsies diagnostiques.

Ensuite, présenter la vaccination comme la seule issue possible en dénonçant la prétendue dangerosité des traitements curatifs. Exit l'hydroxychloroquine, la colchicine, l'ivermectine et tous les autres. Aucun essai sérieux des antiviraux, malgré leur efficacité confirmée sur la grippe, l'hépatite C ou le sida. Des immunoglobulines réservées exclusivement à quelques privilégiés. Et des d'experts payés par les firmes pharmaceutiques pour nous expliquer, en s'appuyant sur des publications scientifiques bidonnées, que les essais randomisés ... bla, bla, bla... preuves formelles... bla, bla, bla ... rapport bénéfices-risques... bla, bla, bla...

Puis rassurer les inquiets sur des vaccins produits dans le temps record de dix mois au lieu de dix ans. Leur dire que la technique de l'ARN messager a déjà été utilisée sur des virus, certes sans le moindre succès mais que ça ne veut rien dire. Leur suggérer qu'on peut, sans aucun danger, zapper certaines étapes dans l'expérimentation vaccinale, à commencer par les essais humains. Alors, pour ce faire, on nous a recasé les mêmes consultants, sur les mêmes plateaux télés, venus nous reparler des mêmes études comparatives en double aveugle. Allons, souvenez-vous... Celles qu'ils avaient brandies quelques semaines plus tôt pour disqualifier les médicaments et leurs prescripteurs marseillais. Eh bien figurez-vous que ces études indispensables à l'époque étaient devenues entretemps totalement inutiles pour mettre un nouveau vaccin sur le marché. Mais si, puisqu'on vous le dit ! Cela s'appelle " Progrès de la Médecine ".

Alors nos dirigeants ont ressorti la tactique la plus archaïque qui soit, celle qu'on enseigne à l'ENA, l'École Nationale des Ânes pour faire avancer les mules qui n'ont pas soif en alternant la carotte et le bâton. À l'avant les friandises de Saint-Nicolas et à l'arrière le Père Fouettard. En politique, on dit convaincre plutôt que contraindre. Avant de passer rapidement au plan B, comme Bâton...

Mais difficile de vaincre la suspicion quand on commence à vacciner les plus âgés en sachant qu'ils seront morts d'autre chose avant de révéler d'éventuels effets secondaires ; ou quand on voit le ministre de la Santé différer sa propre vaccination au prétexte qu'il n'est pas prioritaire ; ou quand on constate que la population-cible un jour, représente celle contre-indiquée le lendemain ; ou quand on apprend que la seconde dose doit être faite quinze jours, puis un mois, puis deux mois, puis trois mois plus tard, et finalement qu'elle n'est pas nécessaire et peut d'ailleurs être faite avec un autre type de vaccin ; ou quand on découvre que les demi-doses de produit immunisent mieux que les entières, et que, de toutes façons, les vaccins ne protègent pas contre les variants ; ou quand on s'aperçoit que les lits de réanimation sont occupés par des vaccinés à trois doses ; ou encore quand la température impérative de conservation remonte, pour des raisons commerciales, de moins 80 à moins 20 degrés ; ou quand on voit se créer, déjà, les premières associations de victimes en raison d'effets secondaires infiniment plus nombreux qu'on n'ose l'avouer...

Et pour persuader, rien de tel qu'un homme ou une femme en blouse blanche, l'air sérieux, affublé d'un titre de Professeur(e), filmé dans un bureau surchargé de dossiers médicaux pour avoir l'air occupé, devant une bibliothèque de bon aloi, répétant en boucle d'un ton péremptoire à la population sa seule alternative : la vaccination ou la disparition. Alors on a vu réapparaitre les mêmes émissaires jouant de manière pathétique leur rôle de composition. Les hospitaliers décrivant le travail des médecins de campagne ; les pédiatres prodiguant des conseils sur la prise en charge des personnes âgées ; les néphrologues donnant leur avis sur les pathologies bronchopulmonaires ; les épidémiologistes parvenant même à faire croire qu'ils savaient à quoi ressemblait un malade…

Ainsi, avec l'aide efficace de ces professionnels aguerris, le gouvernement a réussi à convaincre les résidents d'Ehpad que s'ils étaient immunisés, ils auraient droit aux visites familiales. Mensonge ! *Fuck*-Nouilles ! Malgré leurs trois doses, et avec la collaboration zélée de nombreux directeurs d'établissements, ils ont été séquestrés pendant des semaines sans voir leurs proches, obligés de jouer à une tragique partie de "dés" enchainant délaissement, dépression, dénutrition et décès sous les yeux des soignants désemparés.

J'ai également entendu de mes propres oreilles sur une chaine publique, un célèbre urgentiste s'improviser gynécologue pour appeler les femmes à se faire vacciner dès le premier jour de leur grossesse avec les vaccins à ARN messager. Afin d'éviter les risques de fausse couche et les dégâts prétendument catastrophiques sur l'enfant à naitre. *Fuck*-Nouilles ! Et pour la première fois depuis des décennies, on a bafoué le principe sacré du "cadre noir" qui exclut pendant cinq ans tout nouveau médicament chez la femme enceinte pour des raisons évidentes de sécurité. A fortiori au cours du premier trimestre d'embryogenèse et surtout avec des produits expérimentaux, susceptibles de manipuler l'ADN.

Mais ce n'était pas suffisant ! Quand on veut fourguer 225 millions de doses à 67 millions d'habitants, et qu'on ne pourra jamais y arriver en se limitant aux vieux et aux obèses, il faut élargir la cible. Et commencer à s'attaquer aux adultes jeunes et aux ados. Sauf que là, on se heurtait à une difficulté majeure, s'agissant d'une génération ayant vécu personnellement ou par l'intermédiaire de ses parents les vicissitudes des pires campagnes vaccinales, celles des trente dernières années. On entrait alors de plain-pied dans le noyau dur de la "vax-hésitation". Surtout que la Covid n'a que très peu d'incidence dans cette tranche d'âge. Bien sûr des études ont commencé à arriver, évoquant un risque d'isolement voire de rupture, scolaire, affective ou psychologique. J'ai même lu quelque part, que "malgré l'absence de preuve formelle, on ne pouvait pas exclure la possibilité que les jeunes puissent faire un Covid long". À condition évidemment qu'ils en fassent déjà un court…

Inutile de dire que cette dialectique n'emportait pas immédiatement l'adhésion enthousiaste des sujets concernés. Alors on a fait vibrer la fibre sensible, l'affection intrafamiliale, la responsabilisation individuelle. D'accord, les gosses ne font pas le SRAS-Cov2. Mais ce sont des bouillons de culture ambulants, de véritables nids à microbes montés sur pattes, s'apprêtant sans vergogne, tels des Judas en culottes courtes, à trahir leurs grands-parents par un baiser qui tue. On nous sortit la solution comme un lapin albinos du haut-de-forme d'un illusionniste : le vaccin des jeunes plutôt que le tocsin des Aînés !

Et le 15 juin 2021, juste avant la grande dissémination estivale du virus, fut promulgué le décret rendant chez les

12-18 ans la vaccination, non pas *obligatoire* dès fois qu'elle déclenche des pépins, mais *vivement recommandée*. Décidément, le scandale de l'hépatite B a laissé des traces indélébiles... Et devinez-quoi ? Eh oui, encore une *Fuck-*Nouilles ! On s'en doutait déjà mais on a savamment feint de l'ignorer. Les vaccins contre la Covid, et singulièrement ceux à ARN messager, ne protègent absolument pas contre la contagiosité. Pire, ils semblent l'accentuer. Entre autres parce que les vaccinés, à qui on avait mensongèrement seriné le contraire, abandonnent de suite les gestes barrière devenus soi-disant inutiles. Or tout professionnel de santé sait pertinemment qu'un vacciné sans masque et les mains sales est mille fois plus contaminant qu'un non-vacciné masqué s'étant correctement désinfecté les mains.

Non seulement la nature est bien faite, du moins tant que les humains ne la bousillent pas, mais ses règles sont d'une parfaite logique. Les causes attendues exercent toujours des effets prévisibles. Donc plus on vaccinait, plus le nombre de contaminations augmentait. Au grand dam du peuple de plus en plus nombreux qui avait suivi les recommandations scientifiques et se rendait petit à petit compte qu'il avait été floué. Diantre, toujours les *fuck*-nouilles !

Surtout que lesdites recommandations devenaient de plus en plus incompréhensibles, voire contradictoires. Éviter tel vaccin interdit aux moins de 35 ans et tel autre identique prohibé aux plus de 55 ans ; ne pas changer de type de vaccin pour le rappel, puis faire l'inverse en alternant différentes sortes, puis faire le rappel uniquement avec un ARN messager, à condition que ce soit Pfizer à non pas son sosie estampillé Moderna ; ne pas vacciner les gens ayant fait la Covid et finalement le faire systématiquement ; vacciner les Covid longs pour leur en remettre une couche alors qu'ils ont déjà du mal à s'en sortir... Les *fuck*-nouilles, c'est comme les bobards pour un gardé-à-vue. À force d'en inventer, on ne sait plus où on en est.

Profitant du marasme dans lequel se trouvait la gestion de la crise sanitaire, certains ont évoqué la possibilité d'étendre la vaccination jusqu'aux nouveau-nés. Plus de place dans mon agenda, se sont écrié certains à la manière d'un généraliste seul survivant d'un désert médical. Il faut reconnaitre que la vingtaine de piqures obligatoires dans les 24 premiers mois de vie, voire plus si affinité, ne laisse pas plus d'espace dans le calendrier vaccinal que d'intervalle de peau saine sur les cuisses des bébés.

De ce fait, on a, dans un premier temps, restreint le champ de bataille aux 6 à 11 ans. En attendant de repasser à l'attaque en ciblant les 2 à 6 ans... Pour motiver les parents des bambins, il fallut alors sortir l'artillerie lourde. En l'occurrence un syndrome peu connu du bataillon, répondant au joli nom de Kawasaki. Cela fit l'effet d'une bombe. Rebaptisé pour l'occasion PIMS pour syndrome inflammatoire multisystémique pédiatrique, ce mal semblait se déclencher dans un nombre, certes rare mais préoccupant, de cas d'enfants touchés par la Covid. La pathologie touchait préférentiellement le cœur provoquant une péricardite ou une myocardite ainsi que des troubles de la coagulation et souvent des rhumatismes inflammatoires. Pour dénoncer cette affection, déjà rencontrée avec d'autres maladies infectieuses et de pronostic en général bénin sous traitement, les spécialistes hospitaliers se sont succédé sur les plateaux de télévision, avec la mine déconfite des mauvais jours pour stimuler les géniteurs à protéger leur descendance. Bien que le lien n'ait pas été établi formellement avec la Covid, l'encouragement à la vaccination des plus jeunes se fit avec une insistance inversement proportionnelle à la fréquence du syndrome.

Cette incitation se mit pourtant en berne très rapidement après que les Israéliens, qui avaient accepté d'être les cobayes de Pfizer, révélèrent au monde entier que le vaccin provoquait beaucoup plus d'atteintes cardiaques chez les enfants antérieurement sains que la Covid chez les non-vaccinés ! Y'a ma Kawasaki qu'a des ratés, comme disent ironiquement les motards au pays du Soleil Levant. Banzaï, encore une *fuck*-nouilles ! Du coup, le gouvernement lâcha la bride sur la vaccination des enfants. Très temporairement... Surtout qu'il avait depuis le début du fil à retordre avec toute une frange d'irréductibles Gaulois résistant encore et toujours au Vaccinateur. À commencer par les soignants, les seuls pour qui l'on ait rendu la vaccination obligatoire sous peine de mise à pied immédiate. Comme je l'écrivais à l'époque dans une revue de santé naturelle...

À bas les récalcitrants !

Après qu'on ait pleuré les médecins morts au champ d'Honneur faute de masque, après qu'on ait applaudi quotidiennement les professionnels de santé pour leur courageuse empathie et leur abnégation désintéressée face à la crise sanitaire, voilà à présent qu'on les stigmatise en les montrant du doigt. Regardez-moi donc ces infâmes qui refusent la vaccination ! Notre Ministre délégué, qui n'a pas dû souvent mettre la main dans le cambouis hospitalier, assisté de son habituelle cohorte de spécialistes en Santé Publique et autres épidémiologistes médiatiques trop heureux d'avoir enfin trouvé une justification à leur existence, voue désormais aux gémonies ceux-là même qu'il a jadis adulés.

Alors s'il n'en reste qu'un pour prendre leur défense, je serai celui-là...

D'abord, il faut peut-être se demander pourquoi les soignants sont aussi méfiants vis-à-vis de certains vaccins ? Simplement parce qu'ils sont aux premières loges pour appréhender leurs effets secondaires. Or ceux-ci sont pour le moins sous-estimés. Il se murmure dans les cursives des hôpitaux ou dans les couloirs des EHPAD beaucoup plus de choses qu'il ne s'en dit dans les allées du pouvoir ou sur les plateaux de télévision. Les pros de la Santé savent pertinemment qu'il faut une décennie et non pas une dizaine de mois pour fabriquer un vaccin. Inutile de sortir de la cuisse de Jupiter pour comprendre que dans leur course effrénée au profit, les fabricants ont forcément zappé certaines étapes de la mise au point de leurs produits, à commencer par la phase 3, celle de l'expérimentation humaine, pour passer directement à la phase 4 de commercialisation. De ce fait, les vaccins anti-Covid ont en réalité été testés en direct-live à l'échelle planétaire. Aux tests cliniques préalables, on a substitué la pharmacovigilance *a posteriori*. On s'est basé sur les réactions de quelques centaines de volontaires pour extrapoler les conséquences de produits inédits sur des milliards d'individus jouant le rôle de cobayes. Il s'agit là d'une première dans l'Histoire de la médecine humaine.

Qui plus est, deux obstacles majeurs rendent dangereuse et illusoire une telle surveillance post-AMM. Primo, s'il existe des effets indésirables à court terme, d'autres peuvent mettre des mois voire des années à apparaitre, et alors qui fera le lien ? Surtout lorsqu'il s'agit d'un virus émergent et que la technique d'immunisation constitue elle-même une nouveauté, aussi bien pour les vaccins à ARN que pour ceux qualifiés de recombinants qui sont tous génétiquement modifiés. Comment peut-on soutenir auprès des soignants qu'un ARN messager n'engendre jamais de cancer alors qu'on oblige les mêmes à se vacciner contre le virus de l'hépatite B justement parce que son ARN provoque le cancer du foie ! Secundo, le pourcentage officiel de déclarations d'évènements indésirables demeure étonnamment faible par rapport aux cas réels. Les hôpitaux accueillent quotidiennement des personnes vaccinées contre la Covid et présentant des pathologies apparues après l'injection… mais non rattachées à celle-ci. Une sorte d'omerta imposée aux soignants, à part lorsqu'il s'agit d'un phénomène de masse trop visible comme les troubles de coagulation chez les adultes jeunes ou les myocardites chez les enfants. Et que penser de la pertinence d'une pharmacovigilance en Asie, en Afrique, en Amérique du Sud ou dans certains pays peu démocratiques comme la Chine ou la Russie qui inoculent leurs propres vaccins, ce qui les dispense d'en dire du mal…

Mais il reste un point capital à aborder : celui de la responsabilité. Normalement, le Code Civil, dans son article 1245, stipule clairement que "le producteur est responsable du dommage causé par un défaut de son produit". Mais une Directive Européenne du 25 juillet 1985 atténue considérablement la portée de cette protection du citoyen en imposant à la victime, dans son article 4, de "prouver le dommage, le défaut et le lien de causalité entre le défaut et le dommage". Autant dire un épuisant parcours du combattant pour la solitaire victime de dégâts collatéraux. Et la même Directive enfonce le clou en libérant le laboratoire pharmaceutique de toute responsabilité si "l'état des connaissances scientifiques et techniques au moment de la mise en circulation du produit n'a pas permis de déceler l'existence du défaut".

Par conséquent, un vaccin mis en vente précipitamment pour cause d'urgence pandémique ne pourra **jamais** donner lieu à la moindre indemnisation. Sauf si le gouvernement rend la vaccination obligatoire par décret, ce qui engagerait automatiquement la garantie juridique et financière de l'État et protégerait les éventuelles victimes des vaccins. De nombreux pays ont adopté cette Loi. Le refus définitif du Ministre à rendre obligatoire la vaccination anti-Covid au prétexte de respecter la liberté individuelle, a semé le doute et cristallisé les inquiétudes légitimes de nos compatriotes les mieux informés. Rappeler à nos soignants qu'ils sont les seuls à subir déjà deux des vaccinations les plus controversées du moment a été d'une rare maladresse. En tirer argument pour leur rajouter la vaccination anti-Covid frôle l'imbécilité absolue. Surtout avec des produits encore expérimentaux, dont on ignore tout de la toxicité réelle et dont l'efficacité fait de plus en plus débat.

Alors plutôt que de cibler celles et ceux qui ont choisi le pénible sacerdoce de se consacrer aux autres en leur accordant le meilleur d'eux-mêmes, octroyons-leur cette écoute bienveillante dont ils nous gratifient tout au long de l'année dans le respect du consentement libre et éclairé. Quel manque de courage politique, quelle lâcheté minable de la part de notre gouvernement que d'avoir imposé aux soignants ce à quoi il n'a jamais osé obliger leurs compatriotes. Quelle stupidité d'avoir sanctionné les récalcitrants en les mettant d'office, parfois au chômage forcé, mais le plus souvent au RSA. Et ce ministre qui claironne sur toutes les ondes, l'air réjoui, qu'il a mis à pied 15.000 soignants non vaccinés. On s'étonne même qu'il n'ait pas affiché sur la place publique leur nom et leur adresse. Résultat au début de l'année 2022, un tiers des services de réanimation en "grande difficulté "selon le syndicat Samu-Urgences de France dont la majorité sont en voie de fermeture, sinon déjà fermés. Et à l'horizon, pas la moindre ébauche du début d'un espoir d'amélioration... !

Tour de passe-passe vaccinal

Résumons un peu la situation à la fin de l'année 2021, An II de la Covid. Le Coronavirus est toujours bien présent mais il change de look plus rapidement qu'un truand en cavale. Après le mutant Delta, voilà le variant Omicron. Par contre, les vaccins sont toujours les mêmes, basés sur la version originelle du génome, c'est-à-dire de la photo d'identité initiale du virus. Celle prise par les Chinois au marché aux poissons de Wuhan fin 2019 et transmise à Interpol. Or chaque nouveau variant provoque un changement de physionomie du génome, si bien que le portrait-robot que le vaccin diffuse aux anticorps fabriqués aujourd'hui ressemble de moins en moins à la nouvelle apparence du microbe. Comme la police immunitaire pratique le contrôle au faciès, quand elle croise le nouveau virus, elle ne le reconnait pas. Résultat, tous les gens ayant fait la Covid à son début ou ayant été précocement vaccinés ne sont pas immunisés contre les nouveaux variants, lesquels peuvent proliférer sans opposition. Par conséquent, tant qu'on continuera à injecter les mêmes vaccins qu'en 2021, on n'a aucune chance de protéger qui que ce soit !

Je ne sais pas pour vous, mais présenté ainsi je trouve cela plutôt facile à comprendre. Il suffirait donc de modifier l'ARN messager pour s'adapter aux nouveaux variants. On nous a même affirmé que cette opération pouvait se faire en un temps record chaque fois que nécessaire. Eh bien non, on s'apprête à nous injecter une 4ème dose avec exactement les mêmes produits que ceux produits à la vitesse de l'éclair il y a maintenant plus de deux ans... Comment cela se fait-il ? Tous les soldeurs pourront vous l'expliquer. Cela s'appelle liquider les stocks, écouler les invendus. Tout doit disparaitre ! Parce que les vaccins c'est comme le prêt-à-porter en fin de collection : ni repris, ni échangés. Une fois payés, il faut les fourguer.

Cependant, pour le Gouvernement, pas question de reproduire la gabegie de la fausse pandémie grippale de 2010 où 90% des vaccins achetés avaient fini au pilon. Alors si on ne parvient pas à convaincre les récalcitrants, comment les contraindre sans en avoir l'air ? Exiger des fabricants qu'ils engagent leur assurance aurait nécessité de modifier la Loi qui, depuis trente-cinq ans, les exonère de toute responsabilité, surtout en cas de survenue d'un accident imprévu... Rendre la vaccination obligatoire aurait imposé à l'État de prendre en charge les dommages collatéraux de ces vaccins trop peu connus et insuffisamment testés...

C'est alors que l'idée a jailli. Le **pass vaccinal** ! Un truc lâche et hypocrite que seul un cerveau d'énarque pouvait nous pondre. Une "obligation vaccinale déguisée" selon les termes naïvement prononcés par notre inénarrable ministre de la santé. Tous les risques pour le vacciné, tout le bénéfice pour le microcosme gouvernemental. Et la plus grande opération de vente forcée en matière vaccinale de tous les temps. En privant de toute liberté les individus refusant de rentrer dans le moule, on a remplacé la vaccination obligatoire par le vaccin obligé. Le droit de refuser certes, mais plus de possibilité de faire quoique ce soit... Bien joué !

Puis, comme dans tout régime autoritaire qui se respecte, il importait de stigmatiser une minorité coupable en la signalant à la vindicte populaire. Ce fut le Président himself qui s'en chargea en traitant les non-vaccinés de "sous-citoyens passibles de la déchéance de nationalité". Triste relent d'une époque qu'on espérait révolue. Pourtant, les infâmes non-vaccinés ne sont pas tous des antivax, lesquels sont largement minoritaires, ne représentant d'après l'INPES que 2% environ de notre population globale. En réalité il restait en Janvier 2022, au moment où le pass vaccinal a remplacé chez les plus de 16 ans le pass sanitaire, un peu plus de cinq millions de personnes de plus de 12 ans à vacciner selon les chiffres de la Direction Générale de la Santé. Parmi elles, le plus gros contingent des "non-vaccinés", plus d'un million de sujets, était fourni par les adolescents… chez lesquels le rapport bénéfice/risque de la vaccination semblait particulièrement "défavorable". L'autre gros bataillon, également plus d'un million de compatriotes, était représenté par les personnes de 65 ans et plus… qui ne risquaient pas d'encombrer nos services de réanimation vu qu'elles n'ont plus le droit d'y être admises à partir d'un certain âge ! Sans oublier l'immense troupe inaccessible des habitants de zones rurales aussi désertes en soignants que les régions sahariennes, et où l'on croit qu'un vaccinodrome est une enceinte où les sportifs tournent en rond.

Par ailleurs, j'ai trouvé assez gonflée l'idée d'interdire aux non-vaccinés l'accès aux services de soins critiques au prétexte qu'ils l'avaient bien cherché… Dans ce cas il faut faire pareil pour ceux qui fument, ceux qui picolent, ceux qui abusent des drogues, ceux qui bouffent comme quatre, ceux qui ne font pas un poil d'activité physique, ceux qui conduisent comme des malades, ceux qui… Mais non, ce n'est pas possible ! On n'aurait plus personne à hospitaliser, plus d'interventions à déprogrammer, plus d'excuse pour blâmer… les non-vaccinés.

Péremption prorogée…

Finalement, malgré tous les efforts de nos dirigeants, il leur restait encore sur les bras, au soir de la Saint-Sylvestre 2021, quelques millions de doses arrivées à la date de fin de validité inscrite sur les lots. Alors que firent selon vous les Autorités Européennes de Santé ? Elles prirent en catimini une initiative unique dans les Annales Médicales. Le genre de magouille qu'un directeur de supermarché n'oserait jamais faire avec des yaourts approchant la date limite de consommation. Elles ont fait changer toutes les étiquettes sur les lots de vaccins en rajoutant trois mois à la date initiale de péremption. Comme je vous le dis… J'ai sous les yeux le courrier d'information adressé le 6 octobre 2021 à tous les "établissements conservant les vaccins à -80 °C" dont voici un extrait : "Les autorités sanitaires européennes ont validé une extension de la durée de conservation du vaccin Comirnaty® (Pfizer/BioNTech) dans des conditions de stockage à ultra-basse température. L'information-produit a été actualisée avec la nouvelle durée de conservation des flacons congelés, qui a été étendue de 6 mois à 9 mois. Tous les flacons dont la date d'expiration est postérieure à mars 2022 indiqueront la durée de conservation de 9 mois. Par ailleurs, cette extension de 3 mois peut être appliquée rétroactivement aux flacons fabriqués avant cette approbation."

Par conséquent, tous les vaccins effectués en France au cours du premier trimestre 2022 étaient périmés ! L'Agence Nationale de Sécurité du Médicament s'est fendue d'un courrier se voulant rassurant affirmant qu'il n'y avait pas de risque identifié pour la santé des personnes vaccinées par des lots avec une date d'utilisation dépassée. En revanche, elle ne pouvait garantir l'efficacité du vaccin contre le Covid-

19". Décidément, si les années passent, les rois du comique ne se démodent pas…

J'avais craint que les consignes soient renouvelées, comme une mauvaise blague, le 1er avril, mais ce ne fût apparemment pas le cas. En revanche, l'opération *Gabegie* tant redoutée a finalement eu lieu. Dans la honte et la discrétion. Depuis le début de la pandémie, plus de 240 millions de doses de vaccin auraient été gâchées à travers le monde, selon une étude de la société anglaise *Airfinity*. Et ces chiffres ne dépeignent qu'une estimation basse du nombre de doses jetées. En effet, seules les données des pays les plus riches ont été communiquées Le vaccin Pfizer représente 73% des doses jetées, en faisant le vaccin le plus gaspillé au monde, suivi par le suédo-britannique AstraZeneca. En France, seules des doses de ce dernier auraient été gaspillées : en tout, 218 000 doses, à deux euros l'unité, auraient été mises à la poubelle dans l'Hexagone selon la Direction Générale de la Santé, qui sait de quoi elle parle.

Mais ce gâchis revêt un caractère encore plus révoltant quand on apprend qu'un tiers de la population mondiale n'a reçu aucune dose de vaccin. Il faut dire que l'ensemble des fabricants de vaccins, dans une touchante solidarité et une empathie sans faille, ont navigué dans toute cette histoire vent debout contre la levée des brevets au profit du quart monde. Pire, depuis le début de la vaccination, les pays bénéficiaires du programme *Covax*, un système international de distribution de vaccins contre la Covid-19, ont dû refuser 100 millions de doses en raison d'une trop courte durée de vie restante. En effet, trop souvent, les pays pauvres reçoivent des livraisons non programmées de doses proches de leur expiration, sans renseignement sur la date d'arrivée des doses, le type de vaccin et en quelle quantité. Ces dons de dernière minute ne font qu'ajouter un stress supplémentaire à des pays déjà limités en ressources et confrontés à d'autres crises humanitaires. Néanmoins, si l'Afrique n'a pas été vaccinée, elle semble paradoxalement avoir été très peu touchée par la pandémie. Évidemment, les scientifiques de tout poil se sont interrogés sur cette nouvelle bizarrerie. Et ont proposé des explications plausibles. Tout d'abord, l'expérience acquise dans la gestion d'épidémies antérieures, et en particulier la maladie à virus Ébola avec la mobilisation des soignants formés, la réactivation d'infrastructures existantes, de centres de traitement ou de détection. Ensuite, la jeunesse de la population favorisant les formes asymptomatiques de la maladie. Enfin, la prévalence des comorbidités, plus faible qu'en Europe du fait de facteurs protecteurs tels que des prédispositions génétiques ou l'hypothèse d'une immunité croisée avec d'autres virus fréquemment rencontrés dans ces régions-là.

Il y aurait bien une théorie que je ne développerai pas ici afin de ne pas risquer de partager la seule *fake-news* potentielle de ce livre. Selon certains, les Africains font moins de Covid précisément parce qu'ils n'ont pas été vaccinés… Un comble, non ? La vaccination aggraverait la contamination par le SARS-CoV2 via les anticorps facilitants. Ce phénomène de facilitation est bien connu de la communauté scientifique Les anticorps fabriqués par les vaccins seraient de moins bonne qualité que les anticorps neutralisants induits par l'immunité naturelle. Ces anticorps vaccinaux auraient une fâcheuse tendance à ne pas s'arrimer correctement au virus, empêchant son élimination par les macrophages. Si bien que les vaccinés tomberaient plus facilement malades que les non-vaccinés. Cette anomalie s'est déjà produite avec certains vaccins, tout particulièrement celui contre la dengue produit par Sanofi-Pasteur à partir du virus atténué. En décembre 2017, ce vaccin a été retiré du marché après qu'on ait observé que les enfants fraîchement vaccinés, non seulement étaient contaminés par le virus, mais qu'ils faisaient une forme sévère de la maladie. D'autres cas ont été signalés avec les vaccins contre la rougeole à virus atténué, lesquels ne sont plus utilisés au profit des vaccins à virus vivant.

Concernant la Covid-19, des évènements analogues sont suspectés. Un article chinois relate plusieurs cas potentiels, identifiés grâce au sérum des patients convalescents. Un autre papier, américain cette fois, rapporte l'observation d'un compatriote de 25 ans vacciné et infecté deux fois par deux variants différents. La seconde contamination s'est révélée plus sévère que la première, suggérant la présence d'anticorps facilitants lors de cette dernière infection. Bien sûr, le service Communication de Big Vax s'est empressé de diffuser une dépêche selon laquelle aucun cas n'a été scientifiquement constaté avec le virus SARS-CoV-2 et les vaccins disponibles actuellement sont conçus de façon à minimiser ce risque. Je m'en tiendrai donc temporairement à ce démenti...

En revanche, je ne peux passer sous silence le rapport annuel d'analyse de l'activité hospitalière paru il y a quelques mois.

Nous aurait-on menti ?

Les chiffres parlent d'eux-mêmes. Ils sont proprement sidérants. Les patients Covid ont représenté à peine 2% de l'ensemble des patients hospitalisés au cours de l'année 2020 et seulement 5% de l'ensemble des patients pris en charge en service de soins critiques. Tout-le-monde est tombé des nues ! Depuis l'annonce de la pandémie, nous avons été paniqués, confinés, opprimés, déprimés, ruinés, privés de liberté, passe-sanitarisés pour finalement être vaccinés de force. Et tout cela pour rien ou presque... La prétendue saturation des lits de réanimation par les victimes du coronavirus n'était qu'une ***fuck*-nouilles**. Un coup monté par les laboratoires pour fourguer leurs produits. Avec la complicité copieusement rémunérée de quelques experts, parfois autoproclamés, plus préoccupés de mettre le pied sur les plateaux de télévision que la main à la pâte.

Je n'accuse personne d'avoir volontairement cherché à truquer les chiffres. Mais ce rapport officiel jette un énorme pavé dans la mare aux canards. D'ailleurs ceux-ci sont restés étrangement muets sur ce scandale et rares sont les médias qui ont osé en parler sur les ondes ou dans leurs journaux. Il faut dire qu'ils ont été les premiers à diffuser les chiffres alarmants et que la crise sanitaire a quand même bien servi leurs intérêts. On peut donc imaginer qu'ils aient aujourd'hui quelques difficultés à reconnaitre qu'ils nous ont bassinés pendant des mois avec des statistiques erronées.

Mais le pire se profile en haut de la page sept, à travers une phrase écrite en bleu et en gros caractères indiquant que "2% des personnes âgées de 80 ans et plus ont été hospitalisées pour Covid en 2020". Tout esprit un tant soit peu cartésien en déduira que 98% de nos compatriotes âgés ne sont donc pas passés par la case hôpital. On rappellera qu'aucun vaccin contre cette maladie n'a été effectué en France avant 2021 et que la vaccination complète est censée protéger à 90% des formes graves. Du moins au tout début.... Dès lors, deux conclusions, aussi singulières l'une que l'autre, peuvent s'imposer. La première, assez cynique, laisse à penser que les seniors étaient mieux protégés quand le vaccin n'existait pas encore ! La seconde, tout-à-fait sordide et probablement plus conforme à la réalité, consiste à reconnaitre qu'en France on répugne à hospitaliser les plus de 80 ans… J'ai suffisamment exercé la gériatrie tant en ambulatoire qu'en Ehpad pour affirmer haut et fort que la première question que pose un urgentiste ou un médecin régulateur, c'est "quel âge ?". Lorsque le chiffre avoué s'avère si avancé qu'il en devient canonique, la réponse embarrassée ne tarde pas à fuser : "Désolé, plus de place !". Donc s'il y a eu aussi peu de personnes de plus de 80 ans hospitalisées, c'est simplement parce qu'en haut lieu, on a fixé un plafond de verre, ou plutôt en l'occurrence un âge de cristal au-delà duquel on n'hospitalise plus. Et les mandarins pourront toujours pousser des cris d'orfraie et jurer leurs grands dieux, c'est la triste réalité. D'ailleurs le même rapport, décidément source intarissable de nouvelles ahurissantes, nous livre une autre information en page 9 cette fois. La moitié des personnes âgées de 85 ans et plus ayant été hospitalisées en réanimation, y sont décédées. Il fallait donc être aux portes de la mort pour passer celles des urgences… Tous les autres ont été invités à rester confinés chez eux ou cloîtrés dans leur institution.

Mais le point, me semble-t-il, le plus important de ce rapport porte sur les causes de mortalité et je suis assez stupéfait que personne n'en ait parlé. Les deux-tiers des victimes décédées de la Covid étaient dénutries et carencées. Voilà où nous en sommes arrivés à force de paupériser notre population et notamment celle des séniors. Ils ne peuvent plus s'alimenter correctement et en deviennent incapables, par manque d'apport protéique, de fabriquer leurs immunoglobulines pour se défendre contre les infections. Au lieu de leur imposer des vaccins qui chez eux ne servent strictement à rien, comme on s'en rend compte chaque automne avec l'antigrippal, il vaudrait beaucoup mieux leur offrir un "chèque-protéines" à valoir indifféremment au rayon boucherie, poissonnerie ou crèmerie de leur magasin favori. L'efficacité protectrice serait sans commune mesure !

Révélation de dernière heure

En tout cas, ce qui n'est apparemment pas une *fake-news*, c'est la nouvelle assez étonnante qui vient de nous parvenir en provenance de médias mieux informés que les autres, ou moins poussés à l'autocensure par le pouvoir en place. Celle information non contestée en haut lieu explique parfaitement la gestion bizarre de la Covid-19. Comme si tout avait été planifié pour favoriser la vente, exclusivement aux pays riches, de centaines de millions de doses de vaccins, préférentiellement celui de Pfizer. Amenant cette firme à engranger plus de quarante milliards de dollars rien qu'avec son vaccin et uniquement sur 2021.

Tout devient clair, l'horizon se désobscurcit comme celui d'un malade de la cataracte après l'ablation de son cristallin. La multiplication des tests peu fiables, l'interdiction faite aux médecins de toute prescription, la vaccination à outrance partout, par tous et pour tous, l'incompréhensible monopole de Pfizer, les changements incessants des règles du jeu, le pass sanitaire coercitif puis le pass vaccinal liberticide, l'ignoble stigmatisation d'une partie de la population française…

Bref, toute cette organisation calamiteuse de la crise sanitaire, nous la devrions apparemment, non pas à quelques techno-bureaucrates un peu déconnectés des réalités de terrain, mais à un cabinet de conseil privé, américain de surcroît, répondant au nom de code de McKinsey. Celui-ci serait entré à l'Élysée en même temps que son occupant principal dont il aurait organisé gracieusement la campagne électorale. Apparemment mieux que ses campagnes vaccinales… Ce cabinet serait impliqué dans un conflit d'intérêt majeur avec la firme Pfizer et aurait été grassement rémunéré par le Gouvernement français pour "sévices" rendus à la Nation, émoluments sur lesquels il n'aurait d'ailleurs pas payé le moindre impôt afin de compenser son assistance gratuite initiale au candidat-Président. Vous avez assurément noté, avec votre perspicacité habituelle, que j'ai mis tout ce paragraphe au conditionnel, non que je doute de la véracité de faits repris dans toute la presse sans procès en diffamation, mais simplement parce qu'on n'est jamais trop prudent dans une "démocrature".

Enfin et puisque je suis de bonne composition, je conclurai ce livre en prodiguant quelques conseils aux futurs ministres de la Santé, afin de restaurer chez mes compatriotes, si cela est encore possible, un semblant de confiance à l'égard de la vaccination.

Mes dix commandements contre la défiance

1. **Interdiction immédiate et définitive de tout adjuvant à base d'aluminium** dans l'ensemble des vaccins utilisés sur le territoire français et remplacement par un adjuvant inoffensif comme le phosphate de calcium.
2. **Dépollution obligatoire et intégrale** de tout métal ou résidu de phase préparatoire pour l'ensemble des vaccins utilisés sur le territoire français
3. **Suppression immédiate de toute obligation vaccinale** en France et révision avant chaque élection présidentielle de la liste des vaccinations officiellement recommandées.

4. **Limitation à trois valences maximales** par séance de vaccination avec un intervalle minimum d'un mois entre chaque séance.
5. **Éviction immédiate**, au sein des autorités de tutelle et autres structures publiques ou organismes de conseil, de toute personne ayant eu dans les dix années antérieures le moindre lien d'intérêt avec l'industrie pharmaceutique, quels qu'en soient le montant et la nature.
6. **Modification de l'article 4** de la Directive Européenne du 25 juillet 1985, outrancièrement protectrice vis-à-vis des firmes pharmaceutiques en cas de dégât collatéral d'une vaccination.
7. **Nécessité de l'accord express** des deux cotitulaires de l'autorité parentale pour autoriser la vaccination d'un enfant et celui du tuteur, de la personne de confiance ou du référent familial pour l'autoriser chez une personne hors d'état de donner son consentement libre et éclairé.
8. **Réorganisation nationale de la vaccinovigilance** avec mise à la disposition des victimes d'un formulaire très simplifié, à remplir en ligne ou à déposer en Mairie, en autorisant un délai de déclaration jusqu'à dix ans après la vaccination.
9. **Facilitation du processus d'indemnisation** des accidents vaccinaux par accélération des procédures et création d'un fonds spécial alimenté par les fabricants de vaccins à hauteur d'au moins 1% de leurs bénéfices annuels sur les ventes totales des produits d'immunisation.
10. **Diffusion publique d'une information** claire, objective et réactualisée annuellement sur la composition et le rapport bénéfice/risque réel de chaque vaccin disponible dans la pharmacopée française.

L'Histoire, un éternel recommencement

Clin d'œil du destin ? Ironie du hasard ? Au moment où ce livre s'achève, j'ai l'étrange impression de le réécrire. La variole, cette maladie qui avait en principe disparu depuis plus de quarante ans vient de réapparaitre... chez le singe. Je vous ai annoncé, dans les pages précédentes, que le primate, dont les tissus sont utilisés de longue date dans la fabrication des vaccins, serait vraisemblablement l'hôte incontournable des futures pandémies. Voilà à peine la Covid en voie de disparition qu'une nouvelle épidémie se pointe à l'horizon, la variole du singe. Sa propagation se fait rapidement à travers le monde sur un mode mystérieux. Pour le passage de l'animal à l'homme, on incrimine l'alimentation de certaines peuplades qui consomment du singe. Pas besoin d'ailleurs d'aller très loin tant les braconniers sont nombreux, comme en Guyane Française où j'ai personnellement décliné une invitation à déguster ce plat lors de l'une de mes formations médicales ultramarines. Une glaçante expérience proche de l'anthropophagie très appréciée des autochtones.

La transmission interhumaine se fait ensuite comme pour la variole classique contre laquelle on a cessé de vacciner en 1978. Cette pathologie simienne "singe" d'ailleurs tellement la maladie humaine qu'on vient de ressortir les vaccins. Ceux-là même qu'on avait soi-disant supprimés depuis l'éradication planétaire de la variole, mais apparemment conservés bien au chaud dans quelques laboratoires classés "secret défense".

Face à la propagation de la maladie, la Haute Autorité de Santé (HAS) a recommandé d'adopter une stratégie vaccinale "réactive" également appelée "vaccination en anneau". Elle préconise ainsi de vacciner les cas contacts, y compris les professionnels de santé, de préférence dans les 4 jours après le contage et au maximum 14 jours après, avec deux doses de vaccin, voire trois pour les immunodéprimés. Aucun vaccin n'ayant été développé spécifiquement contre la variole du singe, c'est bien le vaccin contre la variole "classique" qui sera administré aux cas contacts. Les deux virus présentent des similitudes, puisque ce sont tous les deux des ortho-poxvirus, et on estime que le vaccin contre la variole humaine serait efficace à 85 % contre sa cousine animale. Cependant, la HAS recommande ne pas utiliser les vaccins antivarioliques de 1ère et de 2ème génération, qui ont été administrés aux Français jusqu'en 1979, car ils présentent "trop d'effets secondaires". Amusant d'avoir attendu si longtemps pour le reconnaitre enfin !

À la place, la HAS préconise d'utiliser un vaccin de 3ème génération, dénommé **Imvanex**, en raison de son "mode d'administration et d'un profil de sécurité beaucoup plus favorable". Développé par le laboratoire danois Bavarian Nordic, ce vaccin antivariolique a obtenu l'AMM contre la variole dans l'Union Européenne et aux Etats-Unis en 2013. Tiens, tiens, il y aurait donc des laboratoires qui fabriqueraient des vaccins contre des infections qui ont disparu de la planète ? Étonnant ! Mais attendez la suite…

Ce vaccin a été élaboré à partir d'une forme atténuée du virus de la vaccine. Exactement comme celui inventé par Jenner il y a plus de deux siècles. Quel progrès scientifique majeur, ne trouvez-vous pas ? Sauf qu'un problème se pose aujourd'hui. En effet, ce nouveau vaccin a été développé plus de 30 ans après l'éradication officielle de la variole. Son efficacité contre la maladie n'a jamais pu être évaluée chez l'Homme. Malgré tout, cela ne devrait plus constituer une difficulté depuis qu'on a injecté contre la Covid des milliards de doses vaccinales sans les avoir réellement testées au préalable.

D'ailleurs la question ne s'est pas longtemps posée aux États-Unis. On apprend incidemment que ce pays posséderait, sans l'avoir crié sur les toits, un stock de 100 millions de doses de vaccin de deuxième génération. Bande de petits cachotiers ! Mais finalement, ils hésitent à les utiliser "à cause d'effets secondaires potentiellement significatifs".

C'était donc vrai ! La vaccination antivariolique est dangereuse. C'est en grande partie à cause de cela qu'on a arrêté de la pratiquer, il y a maintenant plus de quatre décennies. Pourtant on la ressort du placard pour la réutiliser immédiatement, sans réévaluation, chez de simples cas contacts, pour une affection soi-disant plus bénigne que la variole, touchant préférentiellement le singe, et dont l'OMS déclare qu'elle ne risque certainement pas de déclencher une nouvelle pandémie.

La boucle est bouclée. Le commerce sanitaire renait sans cesse de ses cendres. On reprend l'histoire là où elle avait commencé, il y a bien longtemps. En voiture les voyageurs, c'est la chenille qui redémarre...

Bibliographie

L'essentiel de ce livre est tiré de mon vécu, de ma réflexion personnelle et d'une abondante documentation accumulée en près d'un demi-siècle.

Je me suis également inspiré, pour la rédaction de la première partie, de quelques livres aimablement prêtés par la Médiathèque de Gérardmer dont je remercie le personnel pour sa gentillesse et son professionnalisme.

BELLE Virginie : Quand l'aluminium nous empoisonne, Max Milo, 2010

CHOFFAT François : Vaccinations, le droit de choisir, Éditions Jouvence, 2001

LANNOYE Paul : Les vaccinations en question, Éditions Frison-Roche, 2003

ROBIN Marie-Monique : La fabrique des pandémies, Éditions La Découverte, 2021

ROLLAND Laurence, CRUZ-CUBAS Antonio : Vaccins et vaccinations, Ellipse, 2002

SIMON Sylvie : Vaccins, mensonges et propagande, Éditions Thierry Souccar, 2009